DROGA E TOXICODEPENDÊNCIA

O desafio de uma intervenção global

Conselho Pontifício para a Pastoral da Saúde

DROGA E TOXICODEPENDÊNCIA

O desafio de uma intervenção global

Tradução

Adérito Lourenço Louro

Edições Loyola

Título original:
Chiesa, droga e tossicomania – manuale di pastorale
© 2001, Pontificio Consiglio Per la
Pastorale Della Salute
ISBN 88-209-7237-5

Preparação: Maurício B. Leal
Diagramação: Flávio Santana
Revisão: Renato Rocha

Edições Loyola
Rua 1822 nº 347 – Ipiranga
04216-000 São Paulo, SP
Caixa Postal 42.335 – 04218-970 – São Paulo, SP
(11) 6914-1922
(11) 6163-4275
Home page e vendas: www.loyola.com.br
Editorial: loyola@loyola.com.br
Vendas: vendas@loyola.com.br

ISBN: 85-15-02812-3

Sumário

capítulo II

capítulo III

Prefácio

Percorremos um longo caminho para poder, finalmente, apresentar este manual de pastoral *Droga e toxicodependência — O desafio de uma intervenção global*. O Santo Padre, por meio da Secretaria de Estado da Santa Sé, pediu ao Conselho Pontifício para a Pastoral da Saúde que se ocupasse do problema dilacerante das drogas no mundo. Estávamos no início de 1997. A partir daí efetuamos, no Conselho Pontifício, uma série de estudos, reuniões e congressos internacionais, criamos grupos especiais de trabalho etc., para cumprir o melhor possível o encargo recebido do papa. De nossas preocupações fazia parte a elaboração de um manual de pastoral da saúde no campo específico das drogas.

Muitas vezes recebemos, no Conselho Pontifício, perguntas sobre o modo de pensar e agir no campo da pastoral quando surge o problema das drogas. Muitos bispos, sacerdotes, religiosas e religiosos, muitos pais de família se faziam a pergunta: "Como cristãos, o que podemos fazer diante do mundo das drogas?" Não podemos oferecer a resposta total, mas uma resposta que poderá ajudar no trabalho pastoral. Sabemos que há muitos métodos, muitas experiências de pessoas que estão total e heroicamente dedicadas a esse trabalho pastoral. Respeitamos toda essa pluralidade, por vezes não muito harmônica, de caminhos que se ensaiam para prevenir e curar no mundo das drogas. Não pretendemos propor aqui mais um método, mas, antes, abordar de modo simples, como um manual, questões que nos pareceram importantes e, de certa forma, básicas para agir pastoralmente no mundo das drogas, e que poderão servir ainda àqueles que com tanta dedicação e afinco se especializaram nesse campo.

Dedicamos, de modo especial, este manual aos bispos, a quem tantas vezes em suas dioceses se apresenta esse problema como algo que não podem descuidar na pastoral juvenil; mas não só nela, porque sabemos que a droga ataca também o mundo infantil e a não poucos adultos. É óbvio que essa dedicação cabe também aos sacerdotes e demais agentes de pastoral que, juntamente com o bispo, levam a cabo a tarefa de atualizar permanentemente a presença do Reino de Deus no mundo. Nesta nossa intenção incluímos também inúmeros pais de família que têm filhos drogados e não sabem o que fazer para ajudá-los. Por isso nos dirigimos especialmente às famílias.

O mundo dos políticos é muito importante na luta contra as drogas, e muito dependerá de sua atitude o resultado que se obtiver para detê-las. A eles dedicamos também este manual. Oxalá os ajude a levar a cabo a difícil missão de prevenir e curar tantos atingidos pelo terrível flagelo das drogas.

Tivemos muito em conta o mundo da saúde, todos os profissionais da área da saúde, apesar de este manual não oferecer um tratamento especializado do problema. Esse grupo encontrará nele muitos valores e orientações que lhe facilitarão o desempenho da missão preventiva e curativa.

Este nosso manual tem em muita consideração os próprios jovens. Gostaríamos que o tivessem em suas mãos como um instrumento para prevenir-se contra esse mal ou mesmo para sair das drogas. Os professores e professoras das escolas, em todos os níveis, e mesmo os do ensino básico podem fazer muito bem a seus alunos dando-lhes informação e educação adequadas a respeito desse problema. A eles dirigimos de modo especial este manual. Finalmente, a todos os que se interessam por essa problemática tão grave de nossos tempos.

Este manual tem início com o pensamento de João Paulo II acerca desse problema. E podemos dizer que os capítulos seguintes são uma espécie de comentário ao que ele nos diz.

O papa nos fala de três ações em especial para agir pastoralmente a fim de resolver o problema das drogas: *prevenção*, *cura* e *repressão*. Aqui tratamos apenas das duas primeiras ações. Não abordamos o tema da repressão, ao qual o papa se refere dizendo que todos devemos lutar contra a produção, a elaboração e a distribuição das drogas no mundo, e que, em especial, é dever de todos os governos enfrentar denodadamente essa luta contra os "traficantes de morte". Embora não tenhamos desenvolvido aqui esse ponto, unimo-nos ao papa pedindo a todos que lutem sem quartel contra as drogas.

Sabemos que sem procura não há oferta. A prevenção, como educação sobre o significado dos valores que fazem com que a vida seja digna de ser vivida, sobre o profundo sentido da vida, do amor e da sexualidade, fará certamente diminuir a procura e também a conseqüente oferta da droga. Já não podemos dizer que haja, de um lado, países produtores e, do outro, consumidores. Todos estão envolvidos. E os barões da droga são mais fortes e destroem mais nos países ricos que nos países pobres. Todos devemos comprometer-nos a fundo contra esse mal nefasto.

Agradecemos a todos os que, com tanta dedicação, nos ajudaram na elaboração deste manual. Um agradecimento especial a nosso estimado Pe. Tony Anatrella e a seus colaboradores, que tanto trabalharam na redação deste texto para que pudéssemos oferecer a todos este subsídio pastoral.

Queremos colocar este nosso manual sob a especial proteção de Nossa Senhora, *Salus Infirmorum*. Esperamos que ela mostre seu filho Jesus Cristo a todos os atingidos por esse mal terrível das drogas, e nele todos encontremos esses valores profundos que preencham o vazio da vida de tantos na sociedade atual. Que o Senhor Jesus nos dê a todos o autêntico sentido da existência em sua morte e ressurreição, único horizonte válido para aceitar morrer e viver.

Cidade do Vaticano, 1° de novembro de 2001

† JAVIER LOZANO BARRAGÁN

Presidente do Conselho Pontifício

para a Pastoral da Saúde

Introdução

1. A droga e a toxicodependência são fenômenos que invadem todas as sociedades do mundo e afetam de modo muito especial os jovens, seja qual for o ambiente a que pertençam. A exaltação das drogas mais diversas e de seu uso nunca foi tão grande e mesmo tão conscientemente alimentada. Apresentam-se os produtos como se constituíssem um suplemento de "liberdade", uma fonte de convivência ou de bem-estar. E, apesar de tudo, quaisquer que sejam o modo de os utilizar e as expectativas que neles se colocam, permanece a pergunta: "Por que as pessoas se drogam?"

A toxicodependência invade o mundo

2. As motivações que levam alguém a se drogar são múltiplas, mas cremos que é, antes de mais nada, a atitude da pessoa que produz o toxicodependente, e não só o produto. Por conseguinte, a educação e a prevenção deverão procurar orientar a ação para as razões que dão origem a esse comportamento, em vez de se limitarem a atuar sobre os produtos, embora seja útil proporcionar abundante informação a esse respeito.

3. O uso crescente dos produtos psicoativos, quer dizer, das substâncias que têm efeitos estimulantes ou inibidores sobre o cérebro, a difusão de alguns desses produtos e o contínuo aparecimento de novas substâncias no mercado alimentam uma expectativa de "bem-estar" que se transforma, com freqüência, dia após dia, em sofrimento e aflição. Não podemos tomar consciência disso sem nos sentir solidários com todos os que crêem que não podem viver sem as drogas, quando, ao contrário, destroem a si próprios, por vezes até à morte — destroem suas relações, seu ambiente e podem pôr em perigo seu futuro. Será que as sociedades vão aceitar ver generalizar-se esse uso, que certamente não é sinal de saúde e de confiança na vida? De fato, a droga manifesta uma espécie de desprezo pela vida e uma intenção pessoal, ao menos imaginária, de desligar-se da realidade e das contingências humanas.

4. Embora há muito tempo as pessoas adultas já consumam plantas psicotrópicas, essa atividade nunca constituiu, na generalidade, um fenômeno de massas. Nem seria correto afirmar que "não existe uma sociedade sem drogas", a não ser que se queira condenar toda a sociedade à fatalidade da toxicodependência ou resignar-se à impotência, simplesmente organizando um sistema no qual se aceite um consumo mínimo. Hoje, o uso de drogas não se limita a uns poucos adultos e alguns estetas; o aspecto novo do fenômeno consolida-se, sobretudo, no fato de que, há cerca de quarenta anos, ele se generalizou em todo o mundo, especialmente entre os adolescentes.

Portanto, uma sociedade que se preocupe com o bem-estar de seus filhos e com a paz entre as gerações não pode aceitar o convite que se lhe faz para crer que ela precisa aprender a viver com os entorpecentes, pois estes são fonte de ruína e de morte, não de vida.

5. Já conhecemos a maioria das conseqüências nefastas que a droga provoca no equilíbrio psíquico, na vida familiar e na vida pessoal e social dos jovens e adultos que a consomem. Ela cria múltiplas incapacidades na vida das pessoas que esperam encontrar "um suplemento de vida" nos psicoestimulantes. Na realidade, leva a um resultado oposto ao que se esperava, já que o consumo desses produtos desenvolve uma série de atividades negativas que limitam as relações e reduzem em grande medida a liberdade interior da pessoa, até chegar por vezes a anulá-la completamente. Também gera uma cegueira naqueles que não conseguem subtrair-se ao seu consumo quando exigem dos médicos que lhes receitem uma droga capaz de aliviar as dificuldades de sua existência e atenuar seu sofrimento, para não falar de seu mal-estar interior para chegar a uma solução. A cegueira é ainda maior quando se quer reivindicar a liberação das drogas numa perspectiva política. Sem dúvida, os toxicodependentes mais lúcidos não duvidam em lançar um apelo do fundo de sua dependência: "Dizei a todos os jovens que jamais usem estes produtos, que tenham a coragem de os recusar, que encontrem jovens e adultos que os ajudem a viver e a resolver seus problemas, em vez de recorrer à droga".

Uso de drogas e autodestruição

Complexidade sociocultural do fenômeno

6. O fenômeno do uso das drogas não se reduz a um comportamento individual de consumo de substâncias tóxicas. Está vinculado a sistemas mantidos socialmente.

7. De fato, desenvolveram-se notavelmente, com total impunidade, uma economia subterrânea e uma criminalidade internacional que têm como finalidade produzir e comercializar entorpecentes em larga escala.

8. A droga causa também problemas na saúde pública, cujo custo econômico é muito difícil de suportar, especialmente pelos países que possuem escassos recursos. Não se podem estimular condutas vinculadas à droga que provocam patologias orgânicas, e também psicológicas e sociais, que precisarão ser curadas mais tarde.

9. A droga leva a um modo de situar-se na vida e a condutas que terminam no individualismo e no egocentrismo, ocasionando um fechar-se em si mesmo, embora permanecendo no meio dos outros, mas sem conseguir comunicar-se realmente com eles. A sociedade atual desenvolve-se segundo critérios econômicos, de bem-estar e de eficácia, em detrimento de valores religiosos, espirituais e morais que permitem o desenvolvimento integral da pessoa. Precisamente em função destes valores se estruturam os comportamentos humanos, e a conduta da pessoa adquire um sentido muito positivo. Esquecer-se disso significa confundir os sintomas com a causa.

Propor alternativas credíveis

10. O que fazer, então? De que modo a Igreja se vê afetada pelos fenômenos da droga e da toxicodependência? Os pais e também os agentes sociais,

os sacerdotes, os religiosos e os leigos são as testemunhas e os primeiros protagonistas que procuram compreender, intervir e propor às pessoas uma alternativa à dependência das diversas drogas.

11. A família é um dos primeiros lugares de prevenção contra a droga. Mas nem sempre é amparada e valorizada em seu trabalho educativo, especialmente pelas legislações contraditórias vigentes em muitos países. Os movimentos juvenis e as paróquias desempenham também um papel de prevenção pela promoção de um estilo de vida fundado na mensagem do Evangelho e na descoberta de Deus, que propõe aos jovens o desenvolvimento de sua vida interior, mediante a oração, a vida sacramental e sobretudo a celebração eucarística, que nos faz entrever a vida eterna e bem-aventurada com Cristo, revelando o sentido pleno de nossa existência humana.

12. Prevenir a toxicodependência, curar e reabilitar o toxicodependente são as palavras-chave para evitar que muitas pessoas caiam na engrenagem da droga e para que saiam dela. Mas sabemos também que os problemas são complexos e que o modo de tratá-los depende de diversos âmbitos de atividade e de muitos protagonistas. A Igreja, ao enfrentar as questões que se colocam nas situações e nos fenômenos ligados à droga, desempenha seu papel e sua missão evangélica com a finalidade de ajudar as pessoas a sair de "um mundo sem esperança"[1].

---

1. João Paulo II, Aos participantes do Congresso Internacional sobre a Droga [texto original em francês], 11 de outubro de 1997, *Insegnamenti* XX/2 (1997) 533, n. 3.

A obra pastoral da Igreja com os toxicodependentes

13. Há muitos anos já que a Igreja está comprometida na ajuda aos toxicodependentes mediante a ação pastoral de numerosos sacerdotes, religiosos, religiosas e leigos, no interior de instituições ou em meios abertos, em espaços criados para enfrentar os numerosos problemas que se colocam às pessoas que se drogam. A serviço dos países, a Igreja desenvolve programas de ajuda aos toxicodependentes e de reintegração. Contribui para a educação na liberdade verdadeira e na responsabilidade, para a prevenção do uso da droga, para a assistência aos toxicodependentes e, na medida de suas possibilidades, para a reabilitação de alguns deles. A realização de estruturas comunitárias com o fim de promover a dignidade da pessoa humana levou amiúde a resultados positivos. Mas, na maioria dos casos, o trabalho é difícil e custoso, exige paciência e requer a colaboração de inúmeras pessoas, especialmente de voluntários que possam dedicar tempo à prevenção e à ajuda aos toxicodependentes. A esse respeito, é digno de louvor o trabalho dos profissionais e dos voluntários que se consagram a ajudar os drogados e suas famílias.

14. Os princípios e valores nos quais se inspiram o ensinamento e a pastoral da Igreja nesse campo foram expostos muitas vezes e de formas diferentes pelo papa João Paulo II. Contudo, a decisão de enfrentar o problema de forma mais imediata e orgânica foi tomada pelo Conselho Pontifício para a Pastoral da Saúde, depois que o Dr. Giorgio Giacomelli, então diretor executivo do Programa Internacional do Controle da Droga para as Nações Unidas, em Viena, enviou ao papa

um memorando no qual lhe pedia a ajuda da Igreja para resolver um dos problemas mais graves do nosso tempo, assinalando em particular que o tráfico e o consumo de droga eram "uma ameaça que pode pôr em perigo o futuro de populações inteiras". O cardeal Ângelo Sodano, secretário de Estado, encomendou então o estudo do problema ao nosso Dicastério.

15. No seu memorando, o senhor Giacomelli afirmava que "a polícia e o sistema judicial internacional, por si sós, são incapazes de vencer um fenômeno tão disseminado"; precisamente por isso, pedia o auxílio da Igreja, "sobretudo no campo da prevenção, para que a difusão de valores fortes afaste as novas gerações do consumo da droga".

O papa expressa sua preocupação de Pastor universal

16. O fenômeno da droga constitui, sem dúvida, um problema preocupante no mundo inteiro e exige um estudo sério. Convém que essa questão seja tratada conforme os ensinamentos esclarecedores de João Paulo II. Ao largo destes últimos anos, o Santo Padre manifestou muito freqüentemente sua preocupação a respeito, e podem-se contar mais de oitenta intervenções dele sobre o tema.

17. De 9 a 11 de outubro de 1997 celebrou-se no Vaticano o Congresso Internacional "Solidários com a Vida", organizado pelo Conselho Pontifício para a Pastoral da Saúde; esse encontro demonstra o compromisso firme e decidido da Santa Sé em relação ao problema da droga. A Igreja Católica, que se encontra fortemente comprometida no campo da prevenção e da reabilitação dos toxicodependentes, considera o fenômeno da droga uma urgência pastoral em escala

mundial, porque afeta todos os países e todos os grupos sociais (ricos e pobres, jovens e adultos, anciãos, homens e mulheres); um fenômeno de tal amplitude exige uma resposta forte e decidida para travar a degradação ética que dele deriva.

Orientações do Congresso Internacional de 1997

18. Por isso, noventa peritos (delegados das conferências episcopais, especialistas no tema, responsáveis de comunidades de reabilitação, responsáveis de organismos internacionais implicados), que responderam de 45 países nos quais o problema é particularmente atual (devido à produção, ao consumo, ao tráfico e à lavagem de dinheiro), reuniram-se no Vaticano para estudar a situação, partindo de diversos aspectos do fenômeno e das diversas experiências de prevenção e reabilitação realizadas até então pelas Igrejas locais.

19. No final do Congresso, o primeiro desse tipo tanto pelo valor representativo como pela experiência dos participantes, puderam expressar-se diversas idéias e diferentes orientações sobre as quais se manifestou um amplo acordo.

20. As experiências realizadas até agora em certos países sobre a liberação e a legalização da droga têm sido desastrosas. É importante colocar corretamente o problema, que radica não só na substância que se consome, mas muito mais na pessoa que a usa.

21. O fenômeno da droga é sintoma de um mal-estar profundo que marca a cultura e o sentido moral; por conseguinte supera os limites de uma questão de saúde ou de um problema setorial.

22. A droga é fruto e, ao mesmo tempo, causa de uma grande desordem moral e de uma crescente desintegração social.

23. O problema da droga não afeta unicamente os países ricos. Servem-se dela, por vários motivos (miséria, desemprego, urbanização, mudanças nos costumes), muitos países em vias de desenvolvimento, e esse fenômeno intensifica-se cada vez mais, na medida em que implica ao mesmo tempo a produção, o consumo, o tráfico e lavagem de dinheiro.

24. A contribuição da Igreja completa as respostas dos diversos protagonistas que trabalham nesse setor (campo político, agentes sociais e de saúde, pais e mães de família, educadores, juristas e dirigentes de diferentes setores de atividade); apresenta-se como um itinerário de libertação que leva as pessoas a descobrir sua própria dignidade de homens e de filhos de Deus, que podem assim recuperar-se.

O manual: um guia para os agentes pastorais

25. Com a finalidade de colocar à disposição da Igreja inteira os frutos desse importante Congresso, foi decidido elaborar um manual de pastoral, no qual se reunissem tanto os princípios doutrinais relacionados com a questão como as orientações práticas significativas para a pastoral com os toxicodependentes. É este precisamente o manual que propomos. Dirige-se em primeiro lugar aos bispos, aos agentes pastorais, bem como a todas as pessoas interessadas no problema dos entorpecentes, com a finalidade de lhes oferecer uma ajuda nesse campo difícil e delicado de seu apostolado.

Plano da obra

26. O primeiro capítulo deste manual apresentará de forma sintética a posição do papa João Paulo II sobre o tema da droga, ao passo que o segundo dará informações práticas no que diz respeito às diferentes drogas, examinando também o problema da toxicodependência do ponto de vista da dependência. O terceiro capítulo apresenta uma reflexão sobre a questão da liberdade e da descoberta do prazer e da felicidade, para mostrar que qualquer pessoa é chamada a construir a sua vida sobre elementos positivos e a aprender o amor à vida. O quarto capítulo trata dos temas da educação e da prevenção como meios fundamentais de luta contra a toxicodependência. O quinto capítulo apresenta sinteticamente as atitudes pastorais e o delicado ministério do acompanhamento espiritual dos toxicodependentes e de suas famílias.

capítulo

I

O ensinamento de João Paulo II sobre o fenômeno da droga e da toxicodependência

27. Este capítulo tem por finalidade propor uma síntese do pensamento de João Paulo II sobre a questão da droga. Também recolhe alguns comentários do cardeal Ângelo Sodano, secretário de Estado, bem como os comentários dos Conselhos Pontifícios para a Família e para a Pastoral da Saúde.

1. O fenômeno da droga hoje

28. O papa afirmou que, "entre as ameaças que hoje pairam sobre a juventude e toda a sociedade, a droga está entre as principais, como um perigo tanto mais insidioso quanto mais invisível, ainda não considerado adequadamente em toda a sua gravidade. [...] Espalha-se como mancha de óleo, alargando progressivamente seus tentáculos desde as metrópoles até os centros menores, desde as nações mais ricas e industrializadas até o terceiro mundo. [...] Trata-se de rios

de tráfico clandestino que se entrecruzam e percorrem rotas internacionais para chegar, através de mil canais, aos laboratórios de refinação e, a partir daí, à venda individual"[1]. O comércio da droga desequilibra os países, sublinha o papa. "A praga da violência e do terrorismo, agravada pelo infame comércio da droga, que amiúde é a causa dele, [...] ameaça o equilíbrio social desses países."[2]

A droga coloca em perigo o equilíbrio mundial

29. Aludindo aos grupos ligados à droga, o papa acrescenta: "Suscitam também em nosso espírito profunda amargura e viva reprovação [...] os crimes que a prepotência de pessoas e de grupos ameaça ainda realizar, com a finalidade de conservar ilegítimas fontes de ganho com o comércio da droga"[3]. Por isso, para o papa, a droga é um fenômeno ligado intimamente à cultura da morte.

Droga e cultura da morte

30. "Não se pode deixar de verificar que a cultura da morte ameaça sobrepor-se ao amor à vida [...], a morte provocada pela violência e pela droga."[4] Por outro lado, "há que deplorar os estragos que violências de toda espécie e o tráfico de drogas ocasionam em determinadas sociedades, a ponto de fazer estremecer seus próprios alicerces.

1. João Paulo II, Aos jovens da Comunidade Terapêutica para Toxicômanos, 27 de maio de 1984, *Insegnamenti* VII/1 (1984) 1538-1539, n. 2.

2. João Paulo II, Ao Corpo Diplomático acreditado junto à Santa Sé [texto original em francês], 13 de janeiro de 1990, *Insegnamenti* XIII/1 (1990) 79, n. 14.

3. João Paulo II, Aos Cardeais e à Cúria Romana por ocasião dos votos de Boas Festas de Natal, 22 de dezembro de 1989, *Insegnamenti* XII/2 (1989) 1597-1598, n. 9.

4. João Paulo II, Ao Ateneu Pontifício Antonianum de Roma, 16 de janeiro de 1982, *Insegnamenti* V/1 (1982) 139, n. 4.

Refiro-me em especial aos assassinatos, aos seqüestros ou ao desaparecimento de pessoas inocentes"[5]. "Infelizmente, temos de constatar que esse fenômeno afeta hoje todos os ambientes e todas as regiões do mundo."[6]

Fenômeno espalhado por jovens de todas as idades

31. A amplitude do fenômeno preocupa o papa. "Enfrentamos já um fenômeno de dimensões aterradoras, não só pelo elevadíssimo número de vidas ceifadas, como também pela preocupante difusão do contágio moral que, desde há tempos, está atingindo inclusive os mais jovens, como no caso — freqüente, infelizmente — de crianças obrigadas a tornar-se vendedoras e, com os seus companheiros, consumidoras também."[7]

32. "Episódios trágicos indicam que essa epidemia assoladora tem ramificações mais amplas, alimentada por um nefasto mercado que ultrapassa fronteiras de nações e continentes. [...] E suas ligações com a delinqüência e a má vida são tais e tantas, que constituem um dos fatores principais da decadência geral."[8]

33. "O fenômeno da droga é um mal particularmente grave. Numerosos jovens e adultos morreram

5. JOÃO PAULO II, Aos membros do Corpo Diplomático acreditados junto à Santa Sé [texto original em francês], 12 de janeiro de 1991, *Insegnamenti* XIV/1 (1991) 82, n. 4.

6. JOÃO PAULO II, Aos participantes do Congresso Internacional sobre a Droga [texto original em francês], 11 de outubro de 1977, *Insegnamenti* XX/2 (1997) 531-532, n. 2.

7. JOÃO PAULO II, Aos participantes da VI Conferência Internacional sobre "Droga e Álcool contra a Vida", 23 de novembro de 1991, *Insegnamenti* XIV/2 (1991) 1251, n. 3.

8. JOÃO PAULO II, Aos participantes do VIII Congresso Mundial das Comunidades Terapêuticas, 7 de setembro de 1984, *Insegnamenti* VII/2 (1984) 374, n. 4.

ou vão morrer por causa dela, ao passo que outros se encontram diminuídos no íntimo do seu ser e em suas capacidades."[9]

A droga, causa e fator de degeneração

34. No discurso de abertura do Congresso Internacional sobre a Toxicodependência, ao qual nos referimos na Introdução, o cardeal secretário de Estado falou dos efeitos devastadores que a droga produz hoje, não só sobre a saúde, mas também sobre a consciência e a mentalidade coletiva. A droga é fruto e, por sua vez, causa de uma grande decadência ética e de uma crescente degradação da vida social, que corroem o próprio tecido da moralidade, das relações interpessoais e da convivência civil. Desse modo, acrescentou que a droga costuma acompanhar ou causar doenças como a hepatite e a aids. É supérfluo — continuou — recordar o contexto de violência, exploração sexual, comércio de armas e terrorismo no qual esse fenômeno prospera; e quem não sabe como destrói as relações familiares? Um peso particular recai sobre a mulher, com freqüência obrigada à prostituição para ajudar o marido que se droga. Para conseguir reduzir substancialmente os ganhos dos traficantes seria preciso interromper pelo menos 75% do tráfico internacional da droga. Basta pensar que o tráfico de cocaína e heroína é controlado em grande parte por organizações geridas por grupos criminosos fortemente centralizados, que contam com uma vasta gama de pessoal especializado: de químicos a peritos em

9. João Paulo II, Aos participantes do Congresso Internacional sobre a Droga, 532, n. 3.

comunicação e na lavagem de dinheiro, de advogados a membros da própria polícia[10].

2. As causas do fenômeno da droga

Toxicodependência e ausência de valores

35. Afirma o papa: "Dizem os psicólogos e sociólogos que a primeira causa que impele os jovens e adultos para a perniciosa experiência da droga é a falta de motivações de vida claras e convincentes. De fato, a falta de pontos de referência, o vazio dos valores, a convicção de que nada tem sentido e que, portanto, não vale a pena viver, o sentimento trágico e desolador de ser viajantes desconhecidos num universo absurdo podem empurrar alguns para a busca de fugas exasperadas e desesperadas. Segundo os especialistas em psicossociologia, outra causa do fenômeno da droga é a sensação de solidão e de incomunicabilidade que infelizmente pesa sobre a sociedade moderna, ruidosa e alienada, e inclusive sobre a família. De fato, é dado dolorosamente verdadeiro que, junto com a falta de intimidade com Deus, faz compreender, mas não certamente justificar, a fuga para a droga para esquecer, para aturdir-se, para evadir-se de situações que chegaram a ser insuportáveis e opressoras, e inclusive para iniciar voluntariamente uma viagem sem regresso. Existe um segundo motivo que, sempre segundo os especialis-

10. Cf. ANGELO SODANO, Discurso de abertura do Cardeal Secretário de Estado, Angelo Sodano, no seminário "Solidários pela Vida", promovido pelo Conselho Pontifício para a Pastoral no Campo da Saúde (9 de outubro de 1997), *L'Osservatore Romano*, 11 out. 1997, p. 4, 1: "O flagelo da droga"; 2: "Efeitos devastadores".

tas, leva à busca de 'paraísos artificiais' nos diversos tipos de droga: a estrutura social deficiente e insatisfatória"[11].

36. Em outro lugar o papa acrescenta: "A ambição do dinheiro assenhoreia-se do coração de muitas pessoas e transforma-as, mediante o comércio da droga, em traficantes da liberdade de seus irmãos, a quem escravizam com uma escravidão mais temível por vezes que a dos escravos negros. Os traficantes de escravos impediam a suas vítimas o exercício da liberdade. Os traficantes de droga levam suas vítimas à destruição de sua própria personalidade"[12].

37. No que diz respeito ao comércio da droga, "a sua difusão é sinal de uma grave disfunção do sistema social, que supõe uma visão materialista e, em certo sentido, destruidora das necessidades humanas. Desse modo, a capacidade inovadora da livre economia acaba por realizar-se de modo unilateral e inadequado. A droga [...], ao explorar a fragilidade dos fracos, pretende preencher o vazio espiritual que veio a se criar"[13].

O efeito: vazio existencial e degradação violenta

38. "Em sua origem", sublinha o papa, "há freqüentemente um clima de ceticismo humano e religioso, bem como de hedonismo, que leva por fim à frustração, ao vazio existencial, à convicção de que a vida não tem sentido e à degradação na

11. JOÃO PAULO II, Homilia da missa para ex-drogados (para o Comitê Italiano de Solidariedade com os Jovens Toxicômanos), 9 de agosto de 1980, *Insegnamenti* III/2 (1980) 347; 349; 348.

12. JOÃO PAULO II, Apelo junto ao túmulo de São Pedro Claver [texto original em espanhol], Cartagena, 6 de julho de 1986, *Insegnamenti* IX/2 (1986) 197.

13. JOÃO PAULO II, Encíclica *Centesimus Annus*, 1º de maio de 1991, n. 36.

violência"[14]. "Na base do abuso da droga [...] é freqüente haver um vazio existencial devido à ausência de valores e a uma falta de confiança em si mesmo, nos outros e na vida em geral. A praga da droga, favorecida por fortes interesses econômicos e por vezes também políticos, espalhou-se pelo mundo inteiro."[15]

Mercado da droga e perda da esperança

39. "A toxicodependência deve ser considerada o sintoma de um mal-estar existencial, de uma dificuldade em encontrar o próprio lugar na sociedade, de um medo do futuro e de uma fuga para uma vida ilusória e fictícia. [...] O incremento do mercado e do consumo de drogas demonstra que vivemos num mundo sem esperança, carente de propostas humanas e espirituais fortes. Como conseqüência disso, numerosos jovens pensam que todos os comportamentos são equivalentes, pois não chegam a distinguir o bem do mal e não têm o sentido dos limites morais."[16]

40. Por sua vez, o cardeal secretário de Estado sublinha que a toxicodependência está relacionada com o estado atual de uma sociedade permissiva e secularizada, na qual dominam o hedonismo, o individualismo, os pseudovalores e os falsos modelos; uma sociedade despersonalizada e massificada. O que os homens buscam na droga — prossegue o cardeal Sodano, citando o car-

---

14. JOÃO PAULO II, Ao Centro Italiano de Solidariedade para a Jornada Mundial contra a Droga, 24 de junho de 1991, *Insegnamenti* XIV/1 (1991) 1784, n. 2.

15. JOÃO PAULO II, Conclusão solene da VI Conferência Internacional sobre "Droga e Álcool contra a Vida", 1249, n. 2.

16. JOÃO PAULO II, Aos participantes do Congresso Internacional sobre a Droga, 532, n. 3.

deal Ratzinger — é "a perversão da aspiração humana ao infinito, a pseudomística de um mundo que já não crê mas apesar disso não pode evitar a aspiração de sua alma pelo paraíso"[17].

O toxicodependente, doente por falta de amor

41. O Conselho Pontifício para a Família acrescenta, por sua vez, que um motivo constante e fundamental do uso da droga costuma ser a ausência de valores morais e a falta de harmonia interior da pessoa. Na base encontra-se uma falta de educação; a sociedade e a família não conseguiram transmitir valores. Sem valores, o drogado é "um doente de amor". "O que importa não é tanto a droga, mas sim as interrogações humanas, psicológicas e existenciais implicadas nessas condutas. Com demasiada freqüência não se quer compreender isso, e esquece-se que a raiz do consumo de droga não está no produto, e sim na pessoa que chega a sentir necessidade dela. [...] Recorrer à droga é sintoma de um mal-estar profundo. [...] Por trás desses fenômenos há um pedido de ajuda da parte do indivíduo, que permanece sozinho, com a sua vida; não só sente um desejo de reconhecimento e de valorização, mas também de amor. [...] O problema, efetivamente, não está na droga, mas na doença do espírito que leva à droga, como recorda o papa João Paulo II: 'É preciso reconhecer que existe um nexo entre a patologia mortal causada pelo abuso das drogas e uma patologia do espírito que leva a pessoa a fugir de si mesma e a buscar prazeres ilusórios, esca-

17. Cf. ANGELO SODANO, Discurso de abertura..., 4, 4: Raízes ético-culturais do fenômeno (Joseph RATZINGER, *Svolta per l'Europa*, Paoline, 1992, 15).

pando da realidade, até o ponto de perder totalmente o sentido da existência pessoal'."[18]

3. Juízo moral

3.1. O ser humano não tem o direito de prejudicar a si mesmo

Traficantes de droga, mercadores de morte

42. A apresentação do problema mostrou implicitamente que é preciso refutar totalmente o uso da droga do ponto de vista moral. Com efeito, trata-se de uma prática completamente incompatível com a moral cristã. O papa define os traficantes de droga como "mercadores de morte"; sublinha que os toxicodependentes são como caminhantes que buscam algo em que acreditar para viver, e que esbarram com os mercadores de morte, que os assaltam com a lisonja de liberdades ilusórias e falsas perspectivas de felicidade. Aos que os ajudam, compara-os com o bom samaritano que se compadece do que caiu nas mãos dos salteadores, traficantes da morte[19]. Define o comércio da droga como "comércio infame", considerando a droga uma calamidade, e fala dos crimes da droga, do nefasto comércio de entorpecentes. "O que dizer da obscura frente da oferta da droga? Dos grandes armazéns e dos milhares de canais por onde passa o tráfico nefando? Das colossais especulações e das miseráveis ligações com a criminalidade organizada?

18. Conselho Pontifício para a Família, Liberalizzazione della droga?, *Enchiridion Vaticanum* 16 (1997) 31-33.

19. João Paulo II, Solene conclusão da VI Conferência Internacional sobre "Droga e álcool contra a vida", 1250, n. 2.

Qualquer propósito sério a longo prazo exige intervenções capazes de secar as fontes e travar os percursos desta enxurrada de morte. A luta contra a droga é um grave dever ligado ao exercício das responsabilidades públicas."[20]

Usar a droga é renunciar à liberdade

43. "Drogar-se", afirma o papa, "é sempre ilícito, porque implica uma renúncia injustificada e irracional a pensar, a querer e a agir como pessoas livres. [...] Não se pode falar de 'liberdade de drogar-se', nem do 'direito à droga', porque o ser humano não tem o direito de prejudicar a si próprio nem tampouco pode ou deve abdicar da dignidade pessoal que lhe é outorgada por Deus. Esses fenômenos — devemos recordá-lo sempre — não só prejudicam o bem-estar físico e psíquico, mas frustram a pessoa precisamente em sua capacidade de comunhão e de doação. Isso é particularmente grave no caso dos jovens. De fato, é durante esse período de idade que a pessoa se abre à vida; é a idade dos grandes ideais, o tempo do amor sincero e oblativo"[21].

44. Sobre o aspecto psicossomático da droga, o papa recorda, citando Paulo VI, "o que a ciência afirma da ação bioquímica da droga no organismo. É como uma pancada violenta no cérebro: todas as estruturas da vida psíquica se desconjuntam pela ação desses estímulos excepcionais e desordenados. [...] A toxicodepen-

20. João Paulo II, Aos participantes do VIII Congresso Mundial das Comunidades Terapêuticas, 349, n. 6.

21. João Paulo II, Solene conclusão da VI Conferência Internacional sobre "Droga e álcool contra a vida", 1251-1252, n. 4.

dência, mais do que uma doença do corpo, é uma doença do espírito"[22].

45. No discurso que antes mencionamos, o cardeal secretário de Estado, citando o *Catecismo da Igreja Católica*, esclarece que, "fora dos casos em que se recorre a isso por prescrições estritamente terapêuticas, [drogar-se] é um pecado grave" (n. 2.291). É evidente que se deve analisar em cada caso particular o grau de responsabilidade pessoal do indivíduo, para se poder falar da eventual gravidade de sua culpa.

Drogar-se é pecado mortal

46. Em seu documento *Do desespero à esperança*, o Conselho Pontifício para a Família declara que o consumo de droga não é mais do que uma falsa resposta à falta de sentido positivo da vida e afirma, além disso, que a droga ataca a sensibilidade do homem e o bom uso de sua razão e de sua vontade.

3.2. *Não à liberação da droga*

47. Precisamente nesse contexto se coloca o problema da liberação da droga. O que pensa o papa a respeito? Ele responde: "A droga não se vence com a droga. A droga é um mal, e ao mal nunca podem ser feitas concessões. A legalização da droga, mesmo parcial, além de ser, pelo menos, discutível em relação à índole da lei, não produz os efeitos que se haviam fixado. Confirma-o a experiência, que já é comum"[23]. Em seu discurso,

Ineficácia das leis permissivas

22. JOÃO PAULO II, Homilia na nova sede romana do Centro italiano de Solidariedade, 21 de junho de 1986, *Insegnamenti*, IX/1 (1986) 1390, n. 3.

23. JOÃO PAULO II, Aos participantes do VIII Congresso Mundial das Comunidades Terapêuticas, 349, n. 6.

já citado, aos participantes no Congresso Internacional sobre a Droga, organizado pelo Conselho Pontifício para a Pastoral da Saúde, o papa afirma também: "Não nos deve surpreender que um grande desconcerto e um sentimento de impotência invadam a sociedade. Algumas correntes de opinião propõem legalizar a produção e o comércio de determinadas drogas. Há autoridades que estão dispostas a permiti-lo, tratando somente de enquadrar o consumo da droga para intentar controlar os seus efeitos. Daqui se deduz que, já desde a escola, se tira importância ao uso de algumas drogas; isto vê-se favorecido por um raciocínio que procura minimizar os perigos, especialmente graças à distinção entre drogas leves e drogas pesadas, o que leva a propor a liberação do uso de determinadas substâncias. Essa distinção descuida e atenua os riscos inerentes a toda ingestão de produtos tóxicos, em particular as condutas de dependência que se baseiam nas mesmas estruturas psíquicas, a diminuição da consciência e a alienação da vontade e da liberdade pessoais que qualquer droga produz"[24].

Ineficácia das drogas substitutivas

48. A esse problema está diretamente ligada a questão das drogas substitutivas. "A droga não se vence com a droga. As drogas substitutivas não são uma terapia suficiente, mas sim um modo velado de rendição ao fenômeno. [...] É opinião corrente dos observadores dignos de crédito que a causa maior da força com que a droga se apodera do espírito juvenil talvez esteja na indiferença

24. João Paulo II, Aos participantes do Congresso Internacional sobre a Droga, 532, n. 2.

perante a vida, no abandono dos ideais, no medo do futuro."[25]

A droga é um mal

49. Quando fala da possibilidade de reabilitação nas comunidades terapêuticas, o papa acha "significativo que isso se tenha conseguido com métodos que excluem rigorosamente qualquer concessão de drogas, legais ou ilegais, com caráter substitutivo"[26]. Em seu discurso antes citado, o cardeal Sodano recorda que as drogas substitutivas não são uma boa terapia, mas sim uma capitulação; no que diz respeito à liberação, sublinha que, segundo a opinião dos que propugnam as drogas leves, a proibição não fez mais que agravar a situação, ao passo que, segundo a opinião dos que são a favor da proibição, a aprovação das drogas leves só leva a preparar o acesso a drogas pesadas. Além disso, trata-se de um processo irreversível, que não eliminará o mercado negro das drogas leves nem diminuirá em absoluto a violência e a criminalidade. Cita depois o pensamento do papa sobre a questão da proibição: "A droga é um mal, e ao mal não se deve ceder. A distinção entre 'drogas pesadas' e 'drogas leves' leva a um beco sem saída, pois a toxicodependência não tem a sua origem na droga, mas no que leva o indivíduo a drogar-se"[27].

50. O Conselho Pontifício para a Família esclarece, a esse respeito, que em certos países a legislação

25. João Paulo II, Aos jovens da Comunidade Terapêutica para Toxicodependentes, 1540, n. 3-4.

26. João Paulo II, Aos participantes do VIII Congresso Mundial das Comunidades Terapêuticas, 349, n. 6.

27. Cf. Angelo Sodano, Discurso de abertura..., 4, 3: A responsabilidade pública (cf. também Joseph Ratzinger, *Svolta per l'Europa*).

Também as drogas leves produzem dependência

controla o uso da droga, mas permite um fácil acesso às "drogas leves". Afirma-se que isso não provocaria dependência bioquímica nem efeitos secundários no organismo; a idéia é de que desse modo se conheceriam melhor os drogados, para poder ajudá-los e apoiá-los melhor. Ora, está demonstrado que as drogas chamadas "leves" provocam perda de atenção e uma alteração do sentido da realidade; favorecem primeiro o isolamento e depois a dependência, fomentando assim a ingestão de produtos mais fortes. No âmbito da farmacologia é difícil distinguir as drogas leves das pesadas. Os fatores decisivos são a quantidade consumida, a maneira de as assimilar e a eventual mistura de produtos. Ao mercado chegam cada dia novas drogas, com novos efeitos e portanto novas interrogações.

A liberalização da droga cria confusão

51. Esse mesmo Conselho, interrogando-se sobre esse pedido de liberação, responde que por vezes os que têm a responsabilidade de decidir não sabem por que é preciso continuar a lutar contra a droga, dado que seu consumo está já muito espalhado. Sendo assim, devemos resignar-nos à idéia de ver surgir uma classe inferior de seres humanos subdesenvolvidos que dependem da droga para viver? Não se teve devidamente em conta o que dizem os especialistas, ou seja, que a toxicodependência não deriva da droga em si mesma, mas do que leva um indivíduo a drogar-se. O uso da droga é um pretexto para não enfrentar todas as exigências da vida. Esquecemo-nos de que, para assumir sua humanidade, cada um deve responder às interrogações essenciais da vida. Na realidade, o ponto fraco do interesse

pela legitimação de certas drogas é que essa decisão teria conseqüências nefastas sobre a educação; liberar a droga levaria a aceitar sua legalidade; daí derivaria uma confusão tal que induziria a crer que o que é legal é normal e moral. Essa legalização provocaria inevitavelmente um consumo maior, uma criminalidade maior, um número maior de acidentes de trânsito, um incremento dos problemas pessoais, um aumento dos problemas de saúde a cargo da coletividade; o Estado deixaria de tutelar o bem comum, pois deixaria caminho livre à destruição dos jovens, à violação do princípio de eqüidade e subsidariedade; e, por último, descuidaria dos mais pobres[28].

O Estado não pode converter-se em distribuidor de droga

52. Também o Conselho Pontifício para a Pastoral da Saúde quis sublinhar as interrogações relativas à legalização das drogas "leves" e à distribuição controlada da heroína. No abuso da droga, como já explicamos, o problema não é só a substância da droga, mas a pessoa do drogado. Encontramo-nos perante um equívoco. Não se esclareceu suficientemente, de modo coerente, a diferença entre o caráter jurídico e moralmente ilícito e a possibilidade de sanção jurídica. Assim, há países em que não se castiga o consumo de droga, mas só sua distribuição; e há outros em que ambas as coisas constituem delito e portanto são puníveis. Em alguns países, as penas são muito severas, desde trabalhos forçados até a forca. Nos países onde o Estado deveria organizar a distribuição da droga, ele se converteria

28. Conselho Pontifício para a Família, Liberalizzazione della droga?, n. 16-19, 37-39.

no principal distribuidor, o que seria absurdo. O critério que se aplica por vezes para permitir a sua distribuição, por exemplo no tocante ao haxixe, foi comprovar se esse uso produz ou não efeitos nocivos no organismo. Uma vez mais, o problema deve colocar-se com a consideração não só dos danos físicos, mas também das conseqüências psicológicas e sua influência no comportamento. A droga tomada como terapia para aliviar sofrimentos morais ou para resolver dificuldades pessoais agrava esses sofrimentos e dificuldades em vez de pôr fim neles. Por conseguinte, todas as partes implicadas devem comprometer-se a reduzir não só a oferta, mas sobretudo a procura, com um projeto educativo centrado na verdade, na liberdade e na responsabilidade[29].

4. Sugestões de remédios

53. Podemos dizer que se podem seguir três caminhos: prevenção, repressão e reabilitação. O mais importante é o primeiro, isto é, uma prevenção unida a uma educação adequada, que proponha o verdadeiro sentido da vida e dê prioridade aos valores.

4.1. Prevenção

A verdadeira luta consiste na recuperação dos valores

54. Insiste ainda o papa: "Não se combatem os fenômenos da droga [...] nem se pode incrementar uma ação eficaz para a cura e a recuperação dos

29. Conclusão do Colóquio Eclesial sobre a Droga "Solidários pela Vida", *Dolentium hominum. Église e santé dans le monde*, n. 38 (1998/2) 73-76.

que são suas vítimas se não se restauram *os valores humanos do amor e da vida*, os únicos capazes, especialmente se iluminados com a fé religiosa, de dar um sentido pleno à nossa existência"[30]. Não se combate a droga só com intervenções de índole sanitária e judicial, mas também e sobretudo com a criação de novas relações humanas, ricas em valores espirituais e afetivos[31].

A Igreja propõe a terapia do amor

55. A Igreja, em nome de Cristo, propõe uma resposta e uma alternativa: a terapia do amor, porque Deus é amor, e o que vive no amor atualiza a comunhão com os outros e com Deus. "Quem não ama permanece na morte" (1Jo 3,14). "Assim como a Igreja deve atuar no plano moral e pedagógico, intervindo nesse setor específico com grande sensibilidade, igualmente as instituições públicas deverão comprometer-se numa política séria, tendente a sanar situações de dificuldade pessoal e social, entre as quais sobressaem a crise da família, princípio e fundamento da sociedade humana, o desemprego dos jovens, a habitação, os serviços sócio-sanitários, o sistema escolar. [...] A Igreja, se quer atuar — e é seu dever — na sociedade como o fermento evangélico, está e continuará a estar sempre junto dos que enfrentam com dedicação responsável as chagas sociais da droga [...] para animá-los e ampará-los com a palavra e a graça de Cristo."[32] "A con-

30. João Paulo II, Solene conclusão da VI Conferência Internacional sobre "Droga e álcool contra a vida", 1252, n. 4.

31. Homilia de João Paulo II na inauguração do Centro Italiano de Solidariedade, 21 de junho de 1986, *Insegnamenti* IX/1 (1986) 1890, n. 3.

32. João Paulo II, Solene conclusão da VI Conferência Internacional sobre "Droga e álcool contra a vida", 1253, n. 5.

vicção serena da imortalidade da alma, da futura ressurreição dos corpos e da responsabilidade eterna dos próprios atos é o método mais seguro também para prevenir o terrível mal da droga, para curar e reabilitar suas pobres vítimas, para fortalecer na perseverança e na firmeza pelos caminhos do bem."[33]

A função da família na luta contra a toxicodependência

56. Nesta fase a família desempenha um papel fundamental: "Diante de um mundo e de uma sociedade que corre o risco de se tornar cada vez mais despersonalizada, e portanto desumanizada, e diante dos resultados negativos de muitas formas de fuga, em que ocupam um lugar principal os abusos associados às drogas, a família possui energias formidáveis, capazes de tirar o homem do anonimato"[34]. No já citado discurso ao Conselho Pontifício para a Pastoral da Saúde, o papa convida os esposos a manter relações conjugais e familiares estáveis, baseadas no amor único, tendo em vista a luta contra a toxicodependência: "Assim criarão as melhores condições para uma vida serena em seu lar, oferecendo a seus filhos a segurança afetiva e a confiança neles, dos quais precisam para o seu crescimento espiritual e psicológico. [...] Portanto, convido todos os que desempenham uma função educativa a intensificar seus esforços entre os jovens, os quais precisam formar sua consciência, incrementar sua vida

33. JOÃO PAULO II, Aos participantes do VIII Congresso Mundial das Comunidades Terapêuticas, 350, n. 7.

34. JOÃO PAULO II, Discurso ao Comitê de Investigação sobre o Abuso e o Controle da Droga do Parlamento Federal dos Estados Unidos da América [texto original em inglês], 19 de janeiro de 1984, *Insegnamenti* VII/1 (1984) 115.

interior e entabular com seus irmãos relações positivas e um diálogo construtivo; assim os ajudarão a converter-se em protagonistas livres e responsáveis da sua vida"[35].

57. No que diz respeito à informação necessária, o papa recorda o dever de "proporcionar uma informação médica acertada e precisa particularmente aos jovens, assinalando os efeitos perniciosos da droga nos aspectos somático, intelectual, psicológico, social e moral"[36]. A prevenção exige "a participação [...] de toda a sociedade: pais, escola, ambiente social, meios de comunicação, organismos nacionais e internacionais. Há que se esforçar por formar uma sociedade nova, à medida do homem: a educação para ser homens"[37].

4.2. Repressão

Urgência de um plano de ação regional e continental

58. O papa reconhece que a repressão por si mesma não basta para travar o fenômeno da droga, mas que é preciso combatê-la. "Há que reconhecer que a repressão contra os que recorrem a produtos ilícitos não basta para travar esta praga; de fato, está organizada uma delinqüência comercial e financeira em nível internacional."[38] "É preciso combater essas organizações da droga, é preciso criar legislação que intente traçar programas completos com o fim de im-

35. JOÃO PAULO II, Aos participantes do Congresso Internacional sobre a Droga, 534, n. 5.

36. Ibid., n. 6.

37. JOÃO PAULO II, Aos jovens da Comunidade Terapêutica para Toxicodependentes, 1541, n. 5.

38. JOÃO PAULO II, Aos participantes do Congresso Internacional sobre a Droga, 532, n. 2.

pedir o tráfico de narcóticos."[39] O papa pede que se forme "uma frente sólida que se dedique de modo crescente não só à prevenção e à reabilitação dos drogados, mas também a denunciar e perseguir legalmente os traficantes de morte e a derrubar os muros da desagregação moral e social. [...] Renovo, portanto", acrescenta o papa, "o premente apelo que já dirigi há alguns anos às instâncias públicas, tanto nacionais como internacionais, a fim de porem cobro à difusão do mercado de substâncias entorpecentes. Para isso é necessário que se ponham a descoberto, em primeiro lugar, os interesses dos que especulam nesse mercado, depois que se detectem os instrumentos e mecanismos de que se servem, e por último se proceda à sua eficaz destruição"[40].

Urgência de um plano de ação regional e continental

59. "Para enfrentar problema tão grave, é preciso conferir maior vigor e eficácia ao princípio da unidade e da integração latino-americana. [...] Nesse campo, impõe-se a necessidade de traçar um plano de leal cooperação regional e continental para que as medidas tomadas para combater o narcotráfico tenham a devida eficácia."[41] "É indispensável que se combata diretamente e, no final, se elimine a atividade criminosa da produção e o tráfico de droga. A esse respeito, meu

39. João Paulo II, Discurso ao Comitê de Investigação sobre o Abuso e o Controle da Droga do Parlamento Federal dos Estados Unidos da América, 116.

40. João Paulo II, Solene conclusão da VI Conferência Internacional sobre "Droga e álcool contra a vida", 1250-1251, n. 3.

41. João Paulo II, Discurso aos Participantes da Conferência dos Países Latino-americanos [texto original em espanhol], 5 de dezembro de 1985, *Insegnamenti* VIII/2 (1985) 1418-1419.

estímulo e minha admiração dirigem-se a todos esses países nos quais o chefes de governo e os cidadãos estão verdadeiramente comprometidos em combater a produção, a venda e o mau uso das drogas, pagando por vezes um preço muito alto e sacrificando inclusive sua própria integridade física."[42] "Convido as autoridades civis, os responsáveis pela economia e todos os que têm uma responsabilidade social a prosseguir e intensificar seus esforços para aperfeiçoar em todos os níveis *a legislação de luta contra a toxicodependência*, e a opor-se a todas as formas de cultivo e de tráfico de drogas."[43]

A política tem o dever de lutar contra a cultura da droga

4.3. Reabilitação

O sentido da dignidade humana, fundamento da reabilitação

60. O papa convida-nos a abordar esse problema: "Para enfrentar a droga não servem nem o alarmismo estéril nem o simplismo apressado. Pelo contrário, é válido o esforço de conhecer o indivíduo e compreender seu mundo interior; levá-lo à descoberta ou à redescoberta de sua própria dignidade de homem; ajudá-lo a fazer ressuscitar e crescer, como sujeito ativo, os recursos pessoais que a droga havia sepultado, por uma confiante reativação dos mecanismos da vontade, orientada para ideais seguros e nobres"[44].

O Evangelho ajuda a superar a crise

61. O papa anima "os pais que tenham um filho drogado a nunca desanimar, a manter o diálogo com

42. João Paulo II, Mensagem à Conferência Internacional de Viena [texto original em inglês], 4 de junho de 1987, *Insegnamenti* X/2 (1987) 1942.

43. João Paulo II, Aos participantes do Congresso Internacional sobre a Droga, 534, n. 6.

44. João Paulo II, Aos participantes do VIII Congresso Mundial das Comunidades Terapêuticas, 347, n. 3.

ele, a prodigalizar-lhe o seu afeto e a favorecer seus contatos com organismos capazes de se ocupar dele. A atenção afetuosa de uma família é um grande apoio para a luta interior e os progressos de uma terapia de desintoxicação"[45]. "As crises humanas e sociais mais difíceis podem ser superadas à luz do Evangelho. [...] Desse modo, pode-se sair também do drama da droga para voltar a encontrar o caminho da confiança na vida."[46] "O medo do futuro e do compromisso na vida adulta que se observa entre os jovens torna-os particularmente frágeis. Freqüentemente não os ajudamos a lutar por uma vida reta e bela; e eles tendem a fechar-se em si mesmos. [...] Certas forças de morte impelem-nos então a entregar-se à droga, à violência e a chegar por vezes ao suicídio. Por trás do que pode parecer uma certa fascinação por uma espécie de autodestruição, temos de perceber nesses jovens um pedido de auxílio e uma profunda sede de vida, que convém considerar para que o mundo saiba modificar radicalmente suas propostas e seus estilos de vida."[47] "O dom de uma vida digna tem a ver com a sobriedade, a castidade, a oposição a uma crescente pornografia, a sensibilização acerca da ameaça da droga."[48]

Compreender a sede de viver dos jovens

É possível vencer a droga

62. Prossegue o papa: "Se devemos enfrentar esse grande perigo que é a droga, perigo para a pes-

45. João Paulo II, Aos participantes do Congresso Internacional sobre a Droga, 534-535, n. 6.

46. João Paulo II, Aos jovens da Comunidade Terapêutica para Toxicodependentes, 1538, n. 4.

47. João Paulo II, Aos participantes do Congresso Internacional sobre a Droga, 533, n. 4.

48. João Paulo II, Aos bispos poloneses reunidos em Jasna Gora, 19 de junho de 1983, *Insegnamenti* VI/1 (1983) 1588-1589, n. 5.

soa humana, para qualquer homem e sobretudo para os jovens, devemos ter as provas da possibilidade de vencer. [...] Vós, jovens que já vencestes, representais para os outros um testemunho de esperança, um testemunho de que a vitória é possível; e constituís, para a sociedade preocupada com o fenômeno da droga, um novo impulso para lutar, para empenhar todas as forças, toda a boa vontade. Vale a pena, porque a vitória é possível"[49].

63. No discurso já citado, o cardeal secretário de Estado sublinha que só o compromisso da pessoa, sua vontade de renascer e sua capacidade de recuperação podem garantir o regresso à normalidade depois de ter passado pelo mundo alucinante dos narcóticos; para isso são indispensáveis as ajudas sociais à família e às comunidades terapêuticas[50].

A importância de experimentar o amor de Cristo

64. O Conselho Pontifício para a Família, por sua vez, destaca a necessidade de que os toxicodependentes conheçam e experimentem o amor de Jesus Cristo, que se abram e renasçam para um ideal autêntico de vida, que pela fé adiram plena e sinceramente a Cristo e ao seu Evangelho, e aceitem sua soberania até se tornarem discípulos dele. Com particular interesse o drogado poderá escutar as palavras de Jesus: "Vinde a mim todos os que andais cansados de carregar o vosso fardo, e eu vos darei descanso" (Mt 11,28). A Igreja propõe, mas não impõe; leva o homem a desco-

49. João Paulo II, Homilia na missa para ex-drogados, 350-351.

50. Cf. Angelo Sodano, Discurso de abertura..., 4, 7: O horizonte da esperança.

brir sua dignidade como sujeito ativo e ensina-lhe o porquê de sua existência terrena.

Assegurar sempre a assistência aos toxicodependentes

65. A tarefa de evangelizar o mundo da droga requer três medidas fundamentais: anunciar o amor paterno de Deus, denunciar os males que a droga acarreta e assegurar assistência aos toxicodependentes. O modelo cristão de família continua a ser o ponto de referência prioritário para a prevenção, a reabilitação e a integração das pessoas na sociedade[51].

5. A Igreja perante a toxicodependência

O convite divino é dirigido também ao toxicodependente

66. "A droga não é o problema principal do toxicodependente. O consumo da droga é apenas uma resposta falaz à falta de sentido da vida. No centro da toxicodependência encontra-se o homem, sujeito único e irrepetível, com sua interioridade e sua personalidade específicas, objeto do amor do Pai, que em seu plano salvífico chama cada um à sublime vocação de filho no Filho. Sem dúvida, a realização dessa vocação fica gravemente comprometida por comportamentos que, com o uso da droga, influem de modo deletério na pessoa humana, em sua sensibilidade e no reto exercício de sua inteligência, de sua liberdade e da vontade."[52]

Deus salva o homem

67. A Igreja anuncia que Deus salva o homem em Cristo, revelando-lhe sua vocação e o amor com

51. Cf. Conselho Pontifício para a Família, Dalla disperazione alla speranza, *Enchiridion Vaticanum*, n. 13 (1992) 891-913.

52. Ibid., 893.

que é amado[53]. À luz dessa verdade, todos os homens têm o direito de saber que viver significa dizer sim a Deus e caminhar na senda da santidade. O amor misericordioso de Deus dirige-se de modo muito particular aos que têm mais necessidade de sua ação compassiva e libertadora. Cristo diz-nos que são os doentes que têm necessidade de médico (cf. Mt 9,12; Mc 2,17; Lc 5,31).

A Igreja anuncia o Evangelho da salvação

68. É necessário rejubilar-se com a solicitude e as atividades de numerosas pessoas e instituições que trabalham todos os dias com paciência para ajudar as pessoas afetadas pela toxicodependência. A Igreja coloca-se a serviço dos que se encontram sob o jugo dessa forma nova de escravidão. O que a Igreja propõe é o projeto evangélico para o homem. Aos que vivem o drama da toxicodependência, aos que sofrem porque levam uma vida miserável, anuncia-lhes o amor de Deus, que não quer a morte mas a conversão e a vida (cf. Ez 18,23). Trata-se aqui da vida integral, da vida eterna, proclamada também aos que se encontram em situações de perigo ou de ameaça. A todos os homens quer a Igreja restituir a esperança.

69. Ao toxicodependente, que fundamentalmente sofre de "falta de amor", a Igreja quer ajudá-lo a descobrir o amor de Jesus Cristo. Numa situação de grande mal-estar, no vazio profundo da existência, o caminho para a luz passa pelo renascimento de um ideal autêntico de vida, que se encontra plenamente manifestado no mistério da revelação de Nosso Senhor Jesus Cristo. Com sua contribuição específica, a Igreja intervém no

53. Cf. Concílio Vaticano II, Constituição *Gaudium et spes*, n. 22.

problema da toxicodependência tanto para prevenir o mal e ajudar os toxicodependentes a libertar-se da droga e a reintegrar-se socialmente como para auxiliar suas famílias.

Eliminar a distância entre instituições e toxicodependentes

70. Ao fenômeno da toxicodependência, a Igreja responde com uma mensagem de esperança e um serviço que, para além dos sintomas e do comportamento das pessoas, se dirigem ao próprio coração do homem; ela não se limita a eliminar o mal-estar, mas propõe itinerários de vida. Situa-se num nível que tem em conta a visão precisa que tem do homem, a qual a leva a indicar os valores da vida. Sua missão é evangélica: anunciar a boa nova. Ela não assume nenhum tipo de suplência em relação a outras instituições ou instâncias humanas. Pelo contrário, deseja amparar todas as pessoas que se dedicam aos toxicodependentes e desempenhar o papel que lhe cabe no mundo. De fato, seu serviço específico consiste em propor a "escola evangélica" como forma de vida fundada na relação com Cristo, o único que pode satisfazer todos os desejos do homem, pois nossa alma tem sede do Deus vivo (cf. Sl 62).

71. Precisamente no centro da atividade evangelizadora da Igreja situa-se sua intervenção no campo da toxicodependência. Nessa atividade, a Igreja "só tem uma finalidade, ou seja, servir ao homem, revelando-lhe o amor de Deus manifestado em Cristo Jesus"[54]. Só nele cada homem pode encontrar o tesouro autêntico, a verdadeira razão de toda a sua existência. As palavras de Cristo: "Vinde a

54. João Paulo II, Encíclica *Redemptoris missio*, 7 de dezembro de 1990, n. 2.

mim todos os que estais cansados de carregar o peso do vosso fardo, e eu vos darei descanso (Mt 11,28), adquirem um sentido maravilhoso quando se dirigem aos toxicodependentes.

A Igreja, presença dinâmica

72. O Evangelho une a proclamação da boa nova às boas obras, por exemplo a cura de "todas as doenças e enfermidades" (Mt 4,23). A Igreja é "uma força dinâmica" e "sinal e, por sua vez, promotora dos valores evangélicos entre os homens"[55]. Precisamente por isso, a Igreja, "mantendo sempre firme a prioridade das realidades transcendentes e espirituais, premissas da salvação escatológica"[56], sempre deu seu testemunho evangélico unindo-o ao desempenho de suas atividades: diálogo, promoção humana, compromisso com a justiça e a paz, educação e cuidados dos doentes, assistência aos pobres e aos pequenos. Deve ficar claro, de uma vez por todas, que na proclamação da boa nova do amor de Deus a Igreja não exerce nenhuma constrição sobre a liberdade dos homens: detém-se perante o sacrário da consciência; propõe, não impõe coisa alguma[57].

Ajudar os toxicodependentes a recuperar a sua dignidade

73. O Santo Padre recorda que o testemunho evangelizador da Igreja consiste na proclamação da boa nova para reconhecer que Jesus Cristo é a finalidade da pessoa, de seu destino, e a razão de todas as suas esperanças[58]. Referindo-se ao toxicodependente, o Sumo Pontífice afirma que é necessário "levá-lo à descoberta ou à redesco-

55. Ibid., n. 20.

56. Ibid.

57. Ibid., n. 59.

58. Cf. João Paulo II, Homilia da missa na praça Sardello (Mântua), 23 de junho de 1991, *Insegnamenti* XIV/1 (1991) 1762, n. 5.

berta de sua própria dignidade de homem; [...] ajudá-lo a fazer ressuscitar e aumentar, como sujeito ativo, os recursos pessoais que a droga havia sepultado, por uma confiante reativação dos mecanismos de sua vontade, orientada para ideais seguros e nobres"[59].

74. Hoje, com a ampla difusão da droga, a Igreja encontra-se perante um novo desafio: deve evangelizar as pessoas que vivem essa situação particular e as que contribuem para a difusão de produtos tóxicos. Por isso tem como objetivo:

75. 1) O anúncio do amor paterno de Deus para salvar todos os homens.

76. 2) A denúncia dos males pessoais e dos males sociais que causam e favorecem o fenômeno da droga.

77. 3) O testemunho dos crentes que se dedicam à cura dos drogados, a exemplo de Jesus Cristo, que não veio para ser servido mas para servir e dar sua vida (cf. Mt 20,28; Fl 2,7).

78. Essa tríplice atividade pressupõe:

Anúncio profético

79. um dever de anúncio profético que apresente a visão evangélica original do homem;

Serviço humilde

80. um dever de serviço humilde, à imagem do Bom Pastor que dá sua vida pelos outros.

Formação moral

81. um dever de formação pastoral e moral das pessoas, das famílias e das comunidades humanas, formação que deve ser feita segundo os princí-

59. João Paulo II, Aos participantes do VIII Congresso Mundial das Comunidades Terapêuticas, 7 de setembro de 1984, *Insegnamenti* VII/2 (1984) 347, n. 3.

pios naturais e sobrenaturais, para dar uma visão integral do homem.

82. A Igreja quer trabalhar com os toxicodependentes em virtude de sua missão evangélica, com o fim de fazer com que ouçam a Palavra do amor de Deus, proporcionando os meios para chegar espiritualmente a todos os afetados pela droga.

capítulo

II

A toxicodependência é um sintoma da dependência

Dependência e crise de valores

83\. A *Carta dos agentes da saúde* define a dependência, do ponto de vista médico e sanitário, como "uma condição de hábito a uma substância ou a um produto — como fármacos, álcool, entorpecentes, tabaco — pelos quais o indivíduo sofre uma incoercível necessidade, e cuja privação pode ocasionar-lhe perturbações psicofísicas. O fenômeno da dependência", prossegue a *Carta*, "apresenta em nossa sociedade uma *escalada* crescente, preocupante e, em certos aspectos, dramática. Este fato relaciona-se, por um lado, com a crise de valores e de sentido por que passa a sociedade e a cultura do nosso tempo; e, por outro lado, com o estresse e as frustrações geradas pelo eficientismo, pelo ativismo e pela elevada competitividade e anonímia das interações sociais. Indubitavelmente, os males causados pela dependência e sua cura não pertencem exclusivamente à medicina. Mas, seja como for, compete-lhe uma gestão próxima preventiva e terapêutica própria"[1].

84. A maior parte das pessoas que recorrem ao que com um termo genérico se denomina "droga" afirmam que o que procuram nela é a felicidade, um prazer ou uma forma particular de vida que não encontram em sua existência. É um dos aspectos sobre os quais devemos debruçar-nos amiúde em nossa reflexão acerca do uso de produtos psicoativos, cujos efeitos são conhecidos, porque libertam em alguns casos o sujeito de inibições, provocam um sentido de quietude que chega quase à extinção do desejo, acalmam angústias profundas ou ajudam a superar uma dificuldade para viver e enfrentar a realidade diária.

85. Ao longo da história, as drogas estiveram presentes em todas as sociedades, mas na maioria das vezes de forma relativamente limitada. Graças aos meios de comunicação social e aos transportes, hoje produziu-se uma expansão dos circuitos de difusão da droga e, ao mesmo tempo, de seu consumo, especialmente da parte de jovens e inclusive de crianças.

As drogas naturais na história

86. Os homens sempre tiveram uma relação ambivalente e complexa com certas substâncias que encontravam em estado natural ou que cultivavam. Os médicos serviam-se delas com fins terapêuticos[2], mas muitos conheciam-nas e com

1. Conselho Pontifício para a Pastoral no Campo da Saúde, *Carta degli operatori sanitari*, Città del Vaticano, 1995, n. 92.

2. Cf. J. C. Dousset, *Histoire des médicaments des origines à nos jours*, Paris, Payot, 1995.

freqüência desviavam-nas de sua finalidade terapêutica buscando outros fins, especialmente para despertar estados particulares de consciência ou sensações inéditas. Na Mesopotâmia ou no Egito (2000 a.C.) os médicos já sabiam distinguir, por exemplo, o uso farmacológico do ópio para aliviar as dores de seu uso "mundano" para produzir estados de inconsciência e fugir da realidade. Por esse motivo, exigia-se que nos frascos se indicasse o conteúdo e recordava-se que os testamentos redigidos sob o feito da droga eram declarados inválidos. Além disso, o uso das drogas estava mais ou menos vinculado à magia e às religiões pagãs. Ainda hoje existe esse espírito mágico que persiste em torno das drogas, e se faz crer falsamente ao consumidor que poderá libertar-se dos limites e das contingências humanas. Também existem práticas de uso de droga em grupo, que podem ser consideradas ritos de iniciação ou ritos específicos que caracterizam a própria existência do grupo. Observa-se o recurso às drogas também em certas seitas com o intuito de entrar em relação com uma divindade ou fazer viver os membros numa *espécie* de relação particular entre si, sob a influência de um líder.

As novas drogas sintéticas

87. Os produtos naturais ou sintéticos, cada vez mais numerosos no mercado, dão lugar a drogas diversas; por esse motivo, atuam diferentemente sobre o organismo, e em especial sobre o cérebro, provocando quase inevitavelmente uma modificação das capacidades da razão e da vontade, bem como da conduta da pessoa, até alterar a liberdade e o seu exercício, e também a responsabilidade pessoal.

88. Antes de começar a refletir, é importante apresentar os produtos que mais são consumidos e os efeitos que têm sobre a pessoa. Não param de chegar ao mercado novas drogas, sobretudo sintéticas, que se mostram cada vez mais perigosas. O recurso ao *doping* para melhorar o rendimento dos desportistas, o uso de fármacos psicotrópicos e a politoxicodependência, que associa produtos diferentes, favorecem cada vez mais fenômenos de dependência e uma certa alienação do indivíduo.

1. Os produtos[3]

1.1. A ação das drogas sobre o cérebro

Droga e dopamina

89. A maioria das drogas atua sobre o cérebro. Todos os produtos que provocam uma dependência no homem têm uma propriedade em comum: aumentam a quantidade de dopamina (aquilo que se denomina o "circuito da recompensa") presente naturalmente no cérebro. Muitas drogas atuam no nível da conexão entre os neurônios, chamada sinapse, onde se transmitem as múltiplas informações a nível cortical, entre o neurônio que produz dopamina e o neurônio "branco". A dopamina é um neuromediador, um composto de substâncias químicas que assegura a continuidade do

---

3. As fontes que inspiraram este capítulo, e de que se fizeram amplos extratos, são: *Dictionnaires des drogues*, Paris, Larousse, 1999; ACADÉMIE NATIONALE DE FRANCE DE PHARMACIE, *Dictionnaire des sciences pharmaceutiques et biologiques*, Paris, Louis Pariente, 1997, 3 v.; MISSION INTERMINISTÉRIELLE DE LA LUTE CONTRE LA DROGUE ET LA TOXICOMANIE (MILDT), *Drogues et dépendance*, Paris, Seuil, 2000; CENTRE DE LIAISON DES ÉQUIPES DE RECHERCHE (CLER), *Outil pédagogique: Les jeunes face à la drogue*, Paris, CLER, 1998.

influxo nervoso. É produzida pela sinapse; chega então a fixar-se no neurônio receptor e logo invade, pouco a pouco, todo o sistema nervoso.

90. A estimulação dos neurônios pela dopamina produz uma sensação de prazer intenso. O indivíduo buscará então reproduzir novamente essa sensação, recorrendo ao produto ou produtos utilizados. Trata-se de um mecanismo que explica em parte as condutas de um consumo repetido de drogas, que muitas pessoas conhecem e observam. Em seguida, a dopamina é assumida pelo neurônio transmissor e destruída por uma enzima.

1.2. As colas e os solventes

Definição

Drogas baratas

91. Os diversos tipos de cola (mástique, cola para oficinas, para uso doméstico, para aeromodelismo, para madeira), bem como certos solventes (o éter, o tricloretileno, a acetona, os tira-manchas, o esmalte para unhas, as gasolinas, os tira-manchas de tecidos, os hidrocarbonetos), são produtos que os jovens com idades entre os 12 e os 18 anos inalam e têm efeitos comparáveis aos que as drogas produzem. São facilmente usados pelos mais jovens, no início sem intenções particulares, pelo fato de que é fácil e barato adquiri-los, e porque em certos grupos juvenis se incita a usá-los. Os jovens aprendem rapidamente a detectar os lugares onde podem ser adquiridos sem despertar suspeitas nos adultos. Assim, as colas e os solventes representam com freqüência uma primeira experiência de droga entre os jovens, os quais são curiosos e

experimentam assim sensações particulares que depois procuram repetir.

Efeitos e perigos

92. Em alguns países é proibida a compra de tricloretileno e dos preparados que contêm mais de 5% dessa substância. Outros produtos, como o éter e o clorofórmio, por exemplo, só podem ser obtidos mediante receita médica.

Efeitos e perigos

93. Os efeitos sobre o organismo não têm conseqüências se o uso se limita a algumas experiências esporádicas e cessa rapidamente. Contudo, pode-se correr perigo de inflamação, por vezes grave, do aparelho respiratório, especialmente dos brônquios e da garganta. A longo prazo, um consumo repetido pode provocar certos estados mais ou menos sérios de coma, uma hipoxigenação dos tecidos do sistema cardiovascular.

94. No plano psicológico, os efeitos são essencialmente um afrouxamento dos processos do pensamento, um cansaço geral com ausência da vontade e ainda uma deterioração progressiva da memória. Segundo o estado mental do consumidor, a euforia pode chegar a uma hiperexaltação. Esta pode provocar acidentes pela falta de percepção exata da realidade e do ambiente.

1.3. A Cannabis

Definição

Os diversos derivados da Cannabis

95. A *Cannabis* é uma planta que cresce em países de clima temperado e quente. Pode atingir uma altura de três metros em poucos meses. Procura-se sobretudo a planta feminina, pela embriaguez que produz.

96. A *Cannabis* apresenta-se em três formas diferentes:

97. A erva (maconha, *marijuana*): folhas, caules e pontas florais, que simplesmente se deixam secar. Em geral fuma-se misturada com tabaco, enrolada ou em forma de cigarro (baseado, *joint*, *stick*).

98. O haxixe (*shit*): resina da planta, obtida raspando as folhas e juntando-lhes o pó feito de plantas secas e sacudidas. Apresenta-se em forma de comprimidos, de barrinhas de cor verde, castanha ou amarela, segundo as regiões de produção. Costuma-se fumar misturado com tabaco e, mais raramente, consome-se na forma de preparados culinários. Pode-se misturar o haxixe com outras substâncias mais ou menos tóxicas, como a alfena, a cera e a parafina.

99. O óleo (ou alcatrão): preparado mais concentrado em princípio ativo, que se costuma consumir com cachimbo. Seu uso atualmente está pouco difundido.

100. A substância ativa da *Cannabis* responsável pelos efeitos psicoativos pertence à classe de terpenofenóis (diferentes tipos de THC [sigla em inglês], tetraidrocanabinol)[4], incluída na lista dos entorpecentes. Sua concentração varia muito segundo os preparados e a proveniência do produto.

101. O haxixe e a maconha são consumidos sobretudo por jovens dos 13 aos 30 anos. De fato, o uso do famoso *joint* ou baseado revela um desejo de comunicação mediante iniciação. Para os ado-

4. Para ulteriores particularidades faremos referência à obra da ACADÉMIE NATIONALE DE FRANCE DE PHARMACIE, *Dictionnaire des sciences pharmaceutiques et biologiques*; termo: cannabis, I, 287-288.

lescentes, o uso do haxixe representa principalmente um meio de contestação em todos os níveis em relação aos seus pais; mas também um meio de comunicação com outros jovens de sua idade num plano essencialmente afetivo, que exclui completamente os pais e os adultos.

Uso da Cannabis *como contestação da autoridade*

102. O que procura fazer e demonstrar o adolescente com esse tipo de conduta? No começo, pretende violar proibições e afastar-se dos pais, para demonstrar a si próprio que entra no mundo dos adultos. O jovem busca a si mesmo e procura fazer com que o reconheçam. Também quer comunicar-se "verdadeiramente" com os adultos, que freqüentemente querem evitar esse encontro, pois ele os assusta pela intensidade afetiva e relacional do pedido.

Efeitos e perigos

103. Alguns consumidores de todas as idades procuram simplesmente o prazer e a fuga. Os efeitos do consumo da *Cannabis* são variáveis: ligeira euforia, acompanhada de uma sensação de calma e um desejo espontâneo de rir, e uma ligeira sonolência. Doses fortes ocasionam logo dificuldade para executar uma tarefa, perturbam a percepção do tempo, a percepção visual e a memória imediata, e provocam uma espécie de letargia. Esses efeitos podem ser perigosos quando se conduz um automóvel ou se manejam certas máquinas sob o efeito da embriaguez da *Cannabis*.

Efeitos perigosos sobre a percepção visual

104. Os principais efeitos físicos da *Cannabis* podem consistir, conforme a pessoa, a quantidade consumida e a composição do produto, em aumento do ritmo cardíaco (palpitações), diminuição da salivação (sensação de secura na boca), dilata-

ção dos vasos sanguíneos (olhos vermelhos) e por vezes sensação de náusea. O aparelho respiratório fica sujeito a riscos idênticos aos do tabaco (nicotina e alcatrões tóxicos), e esses riscos aumentam em certas condições de inalação (com cachimbos de água, piteiras). Contudo, certos efeitos que passam despercebidos às pessoas e aos consumidores têm já conseqüências importantes e são sinal de um uso nocivo: dificuldade de concentração, dificuldades escolares, uma espécie de obsessão por conseguir o produto, contatos com circuitos ilícitos de difusão da droga e, por conseguinte, implicação numa certa forma de delinqüência.

105. Nas pessoas mais frágeis, a *Cannabis* pode provocar alucinações ou modificações da percepção de si mesmas: desdobramento da personalidade e mania de perseguição. Esses efeitos podem traduzir-se numa forte ansiedade, favorecer perturbações psíquicas graves e causar crises de pânico, inclusive fenômenos alucinatórios.

Uso prolongado, causa de dependência

106. O uso reiterado da *Cannabis* acarreta uma dependência psíquica média ou forte conforme os indivíduos. Em compensação, os especialistas concordam em dizer que a dependência física é mínima. No entanto, um uso regular, que com freqüência revela problemas, é preocupante, sobretudo quando se trata de consumidores muito jovens.

Falar de droga leve é pura ilusão

107. Os trabalhos científicos mais recentes[5] esclareceram o mecanismo da ação do haxixe e de

5. Cf. G. Nahas, K. Sutin, S. Augurell, *Marihuana And Medicine*, Atas da Conferência Internacional da Universidade de Nova Iorque, Totowa (HJ), Humana Press, 1999.

seu composto ativo, o THC, sobre a membrana celular e sobre seus receptores mecânicos que permitem por fim explicar os efeitos essenciais do haxixe sobre os neurônios: perturbações das percepções sensoriais, visuais, auditivas, espaciais e temporais. Tendo em conta tais constatações, seria irresponsável a intenção de tirar importância à *Cannabis* e considerá-la uma "droga leve", isto é, sem efeitos notáveis sobre o organismo.

1.4. A cocaína

Definição

108. A cocaína tem sido cultivada desde tempos imemoriais na Bolívia e no Peru. As populações indígenas dos Andes utilizam as folhas mastigando-as; o alcalóide contido, o cloridrato de cocaína (princípio ativo), provoca uma sensação de euforia, acompanhada por uma eliminação das inibições e pelo desaparecimento da sensação de cansaço e de fome. O uso da cocaína espalhou-se pela Europa depois da descoberta de seu princípio ativo nos finais do século XIX. Este tipo de toxicodependência desenvolveu-se sobretudo nos ambientes dos artistas e intelectuais.

Perigos derivados das misturas

109. A cocaína apresenta-se em forma de pó branco muito fino, obtido pela destilação de folhas de coca depois de secas. Sobretudo aspira-se ("cheira-se" através de uma cânula); também pode injetar-se por via intravenosa ou fumar-se. A cocaína é por vezes adulterada ou misturada com outras substâncias, o que aumenta sua periculosidade e amplifica seus efeitos.

Efeitos e perigos

110. O uso da cocaína provoca euforia imediata, sensação de poder intelectual e físico, bem como indiferença perante a dor e o cansaço. Esses efeitos levam depois a um estado de depressão e a uma ansiedade que alguns procurarão acalmar tomando heroína ou fármacos psicoativos.

111. A cocaína provoca uma contração da maior parte dos vasos sanguíneos. Os tecidos, ao não ser suficientemente irrigados, empobrecem e, por conseqüência, tendem à necrose. Freqüentemente é esse o caso do septo nasal, que sofre perfurações nos que fazem uso regular de cocaína.

112. A cocaína provoca também perturbações do ritmo cardíaco, que pode originar complicações cardíacas, especialmente nas pessoas frágeis ou que consomem grandes quantidades de tabaco, já que o consumo de tabaco, como o do álcool, com freqüência aumenta quando se toma cocaína.

Causa de perturbações cardiovasculares...

113. Nas pessoas mais frágeis, o uso de cocaína pode causar perturbações psíquicas, uma grande instabilidade do humor, delírios paranóicos (especialmente perante o ruído) ou crises de pânico. Ao aumentar a atividade, a cocaína provoca insônias, amnésias e fases de excitação. Além disso, as cânulas usadas para "cheirar" podem transmitir os vírus da hepatite A, B e C se usadas por vários consumidores.

... e psíquicas

114. A cocaína, forte excitante, provoca uma importante dependência psíquica. Uma vez que se começou a tomá-la, é difícil travar o seu consumo intenso, pois torna-se importante e imperiosa a

necessidade de continuar a usá-la. Ao contrário do que acontece com a heroína ou a *Cannabis*, não se pode acalmar com o consumo de outra substância.

115. Outra característica da cocaína é que elimina as inibições. Trata-se de uma sensação de "onipotência" que contém o risco de que a pessoa realize alguma ação perigosa.

O crack

Definição

Derivado da cocaína

116. O *crack* é um derivado da cocaína. Na realidade, trata-se de uma mistura de cocaína, bicarbonato de sódio e amoníaco, que se apresenta na forma de pedrinhas. Depois de aquecidas num "cachimbo", o consumidor aspira-lhes a fumaça. Essa operação provoca estalidos característicos, que justamente deram origem ao nome.

117. O modo de consumir o *crack* provoca efeitos mais intensos que os da cocaína: o produto chega mais rapidamente ao cérebro, mas a duração de seu efeito é mais breve.

Efeitos e perigos

Danos cerebrais

118. O uso regular do *crack* pode provocar alucinações e causar comportamentos violentos, episódios paranóicos e inclusive impulsos suicidas. Entre as conseqüências físicas do uso regular do *crack* podem citar-se efeitos rápidos sobre o cérebro, graves alterações das vias respiratórias, bem como paradas cardíacas ou respiratórias que podem provocar a morte. Um consumo regular causa imediatamente uma forte dependência física e psíquica. Os que o usam, mesmo depois

de ter deixado de o consumir, continuam amiúde sujeitos a alterações do humor e sofrem durante vários meses uma certa dependência e episódios eventuais de recaída.

1.5. O ecstasy

119. O *ecstasy* pertence à família das anfetaminas. Esse produto faz parte de uma nova série de substâncias que apareceram com a evolução da química: as drogas sintéticas, fabricadas em laboratórios clandestinos por químicos que assim procuram criar produtos inéditos e fazer a síntese de moléculas que têm uma ação muito mais forte e mais perigosa que a das substâncias naturais. A difusão generalizada do *ecstasy* está ligada ao aparecimento do movimento musical *tecno* e à organização de *rave parties*, reuniões de jovens que normalmente duram vários dias consecutivos e produzem uma espécie de embriaguez coletiva.

Drogas sintéticas

120. De uma dúzia de anos para cá, na América do Norte e na Europa tem-se verificado um aumento de consumo do *ecstasy*. O *ecstasy* é uma substância neurotóxica, em geral associada a uma molécula com estrutura semelhante à de uma anfetamina e da mescalina. As mais famosas são a *metilenodioximetanfetamina* (MDMA), ou *metil* 3,4 *metilenodioxifenil-isopropilamina*, ou *ecstasy*. A MDMA foi sintetizada em 1912 por uma empresa alemã, a Merck. O produto foi apresentado como um comprimido contra o sono (destinado aos militares) e contra a fome, utilizável nas dietas de emagrecimento, mas o corpo médico não o reconheceu como verdadeiro medicamento.

Associação de anfetamina e de mescalina

121. Um comprimido de *ecstasy* pode conter desde uns poucos miligramas até mais de 200 mg de MDMA. Na realidade, a composição de um comprimido que se apresenta como *ecstasy* muitas vezes é incerta: a molécula MDMA nem sempre está presente ou pode estar misturada com outras substâncias: anfetaminas, analgésicos (substâncias que aliviam ou eliminam a dor), alucinógenos ou anabolizantes. O *ecstasy* pode também ser misturado com cafeína, amido, detergentes e sabão!

Efeitos e perigos

Sensação de prazer e de liberdade

122. Os consumidores de *ecstasy* procuram uma sensação de energia, sentir-se em boa forma, e a eliminação das inibições. Assim se eliminam bloqueios, obstáculos e proibições, e produz-se uma sensação de perfeita liberdade interior e onipotência. Ao efeito do prazer e à excitação junta-se a sensação de liberdade no relacionamento com os outros. O *ecstasy* provoca no princípio uma ligeira ansiedade, aumento da tensão arterial, aceleração do ritmo cardíaco e contração dos músculos da mandíbula; a pele fica úmida, a boca seca. Logo se produz uma ligeira euforia, uma sensação de bem-estar e de prazer, acompanhada de relaxamento, excitação dos sentidos e uma impressão de compreender e aceitar os outros. O uso do *ecstasy* provoca também desidratação do organismo. O consumidor sente a necessidade de beber água continuamente, sobretudo se se encontra num ambiente muito quente e realiza um esforço físico importante.

123. Depois de ingerida, a MDMA é digerida e entra na circulação sanguínea. O produto espalha-se

pelo organismo e uma parte chega ao cérebro, o qual aumenta a produção de serotonina e dopamina. Estes neurotransmissores intervêm na transmissão da informação entre as células do cérebro. Entre outras coisas, controlam a regulação da temperatura interna do corpo. Os efeitos da MDMA (e das anfetaminas) consistem em fazer esquecer a sensação de mal-estar que acompanha um aquecimento excessivo. É precisamente aqui que reside o perigo maior. Este aspecto do funcionamento cerebral ainda não é bem conhecido. A temperatura do corpo pode subir de 37° para 42°, e sem nenhuma sensação de calor. Podem produzir-se então rupturas de aneurismas, com conseqüências dramáticas, como incapacidades ou mesmo a morte.

Inibição dos órgãos de controle do calor no cérebro

124. Uma parte da MDMA metabolizada permanece no organismo até 48 horas depois da ingestão. Portanto, o consumidor experimenta, três ou quatro dias seguidos depois de a haver tomado, sensações de vazio que podem provocar estados de ansiedade ou de depressão que requerem consulta médica.

125. Os danos do *ecstasy* sobre o cérebro ainda não são bem conhecidos; alguns trabalhos científicos assinalam uma possível degeneração das células que poderia ser irreversível e provocar com o tempo doenças degenerativas, como o mal de Parkinson, ou perturbações cognoscitivas. Algumas observações mostraram alterações da capacidade de julgamento, dificuldades para realizar cálculos, assim como diversos efeitos sobre a memória. Verificaram-se também casos de paranóia. Algumas pessoas sofrem

Possível causa das doenças cerebrais degenerativas

dores na região lombar, provavelmente devidas ao cansaço dos rins por causa da desidratação, o que pode causar um bloqueio renal ou um coma muito grave. Os meios de comunicação tendem a apresentar o *ecstasy* como um afrodisíaco. Na realidade, a droga pode excitar a imaginação sexual, mas suprime, tanto no homem como na mulher, as capacidades sexuais no âmbito fisiológico.

126. Na mesma categoria de drogas sintéticas encontramos outras substâncias:

O LSD

Alucinógeno gerador de graves efeitos contraditórios

127. O LSD 25 (do alemão *Liserg Säure Diäthylamid*), ou dietilamida do ácido lisérgico, deriva da cravagem do centeio. Apresenta-se em forma de "papel mata-borrão", "microponta" (semelhante à ponta do grafite de um lápis) ou ainda em forma de líquido. Para uma "viagem" (*trip*) com LSD 25 são necessários de 50 a 400 microgramas, ou mais.

128. O LSD é um forte alucinógeno. Causa alterações sensoriais intensas; provoca alucinações, crises de riso incontrolável e delírios. Esses efeitos, muito fortes no plano psíquico, variam muito segundo os indivíduos. Uma "viagem" tem uma eficácia que pode durar de 5 a 12 horas, por vezes mais. O regresso à normalidade é, com freqüência, muito desagradável; o consumidor pode encontrar-se então num estado de confusão que pode ser acompanhado de angústias, crises de pânico, paranóia, fobias e acessos de delírio. O uso de LSD pode originar complicações psiquiátricas graves e duradouras.

As anfetaminas

129. As anfetaminas (*speed, ice* ou *cristal*) são poderosos psicoestimulantes, alucinógenos e anoréxicos. Esses produtos apresentam-se em forma de comprimidos para ingerir, pó para "cheirar" ou para engolir envolto em papel. Muito freqüentemente, misturam-se com outros produtos.

130. As anfetaminas em geral são consumidas associadas ao álcool ou outras substâncias psicoativas, como o *ecstasy*. Como são estimulantes físicos, produzem a impressão de se ser invencível e a sensação de eliminar a fadiga. Os efeitos duram várias horas.

Alteração do equilíbrio geral

131. O consumo de anfetaminas pode provocar uma alteração do estado geral por desnutrição e por um estado prolongado de vigília, que leva a uma espécie de esgotamento, a um grande nervosismo e, por vezes, a perturbações psíquicas importantes (psicose, paranóia). Também podem aparecer problemas cutâneos (espinhas, úlceras).

132. A saída do período em que a droga é ativa pode tornar-se particularmente difícil, pois provoca contração das mandíbulas, crises de tetania, crises de angústia, estado depressivo e inclusive estímulos suicidas. Esses produtos podem ser muito perigosos em casos de depressão, de problemas cardiovasculares e de epilepsia.

O poppers

133. O *poppers* é um vasodilatador, fabricado a partir de diferentes derivados de nitritos (nitrito de amido), e utiliza-se para curar certas doenças cardíacas e vasculares, tal como certas formas de cefaléia.

134. O *poppers* é inalado ("cheirado"). Seu efeito é quase imediato: produz breves rajadas de vertigem e estimulantes. O consumidor experimenta uma sensação de intenso calor no seu interior, e a sua sensualidade agudiza-se. O *poppers* é utilizado particularmente nos ambientes homossexuais.

Danos que variam segundo o índice de consumo

135. O consumo de *poppers* produz manchas vermelhas na pele, provoca tonturas e dores de cabeça que podem ser fortes, mas de breve duração; e aumenta a tensão intraocular.

136. Em doses fortes, o *poppers* pode criar uma depressão respiratória e danificar os septos nasais. Em caso de consumo regular, causa graves anemias (cansaço devido à diminuição da capacidade dos glóbulos vermelhos de fixar o oxigênio), problemas passageiros de fisiologia sexual, manchas vermelhas e inchaço do rosto, e crostas amareladas em redor do nariz e dos lábios. Concentrado, provoca vertigens violentas e também mal-estar. Associado a fármacos usados por pessoas que têm problemas de impotência sexual, acarreta riscos cardíacos que podem ser mortais.

A ketamina

137. É um forte anestésico, o ketalar, que inicialmente se apresenta em forma líquida, antes de ser transformado, mediante aquecimento, em pó branco ou castanho. É "cheirado" e, mais raramente, injetado por via intramuscular. A ketamina tem efeito alucinógeno. Seu consumo provoca perturbações de ordem psíquica (ansiedade, ataques de pânico), neurológica (paralisias temporais) e digestiva (náuseas, vômitos). Os efeitos, que diferem segundo as doses consumidas, em

casos de dose elevada podem chegar ao coma prolongado.

1.6. A heroína

Definição

138. A heroína é um forte opiáceo, obtido da morfina. Os opiáceos são substâncias naturais contidas no látex (ópio) recolhido de uma planta, a dormideira. A heroína apresenta-se em forma de pó. Em geral injeta-se por via intravenosa, depois de diluída e aquecida. Também pode ser "cheirada" e fumada.

Perigos inerentes ao uso de seringas

139. A injeção acarreta riscos de infecção (em especial do vírus da aids e/ou da hepatite) se o consumidor não se serve de um material de injeção esterilizado e utilizando-o uma só vez.

Efeitos e perigos

Esquecer a todo o custo

140. A heroína provoca uma sensação de bem-estar, euforia e êxtase. Atua como um forte ansiolítico e como antidepressivo, pois tende a fazer esquecer as dificuldades psíquicas do momento e os sofrimentos.

Mudanças na vida diária do consumidor

141. O efeito imediato da heroína é de tipo "orgásmico". É o *flash*. Segue-o uma sensação de euforia, depois de sonolência, acompanhada por vezes de náuseas, vertigens e uma desaceleração do ritmo cardíaco. No caso de uso reiterado, o prazer intenso das primeiras experiências de consumo costuma durar só algumas semanas. A essa fase pode seguir-se uma necessidade de aumentar a dose do produto e a freqüência da utilização para obter o efeito pretendido. A importância que se dá a esse consumo e, por con-

seguinte, à aquisição da droga é tal, que modifica consideravelmente o cotidiano da pessoa que o faz. Produzem-se várias perturbações, entre elas especialmente a anorexia e a insônia. Na maioria dos casos estabelece-se rapidamente a dependência. O heroinômano oscila entre fases "eufóricas", quando está sob o efeito da heroína, e fases de abstinência, nas quais se sente ansioso e agitado.

142. Todos os derivados do ópio provocam dependência orgânica e psicológica grave e rápida, dependência que costuma durar alguns dias. Já não é preciso demonstrar as conseqüências que os entorpecentes produzem sobre os órgãos nobres do corpo. O cérebro, o fígado, o coração e os rins são os órgãos mais duramente afetados pelo uso repetido de opiáceos. A debilitação do indivíduo perante as agressões microbianas e virais está ligada diretamente a uma diminuição da capacidade de combater os germes infecciosos.

Uma dose excessiva pode ser fatal

143. A capacidade do organismo de assimilar os opiáceos que o heroinômano se injeta, com freqüência várias vezes ao dia, é limitada. Por isso, depois de uma *overdose*, o organismo, saturado, pode se encontrar num estado crítico e então reagir com uma desaceleração do sistema respiratório, o qual provoca um coma com perigo de morte.

144. Quando uma pessoa tem dependência da heroína, uma diminuição ou uma supressão da dose do produto dá origem à crise de abstinência, que se manifesta com dores muito fortes, freqüentemente no ventre, nos rins e na cabeça. Quando se deixa de tomar opiáceos, de qualquer tipo, a crise dura de cinco a oito dias, e quase sempre é acompanhada de insônias e angústia.

Necessidade de reabilitação

145. Se não se consegue chegar rapidamente à abstinência, para mitigar os efeitos da desintoxicação o heroinômano pode recorrer a tratamentos, a uma assistência psicossocial e a um tratamento substitutivo. Este último tem como objetivo estabilizar e regular a dependência de maneira clínica e legal. Tratamentos desse tipo, que utilizam produtos como a metadona ou o subutex, são administrados por via oral. Contudo, persiste um problema essencial, já que se cura uma dependência mediante outra, com o perigo de não poder conseguir que a pessoa saia da sua relação com a droga. Há indubitavelmente outros métodos que se podem pôr em prática, como trataremos de mostrar adiante.

Alteração da personalidade

146. A dependência da heroína leva também, no plano social, a um comportamento que modifica notavelmente as relações da pessoa com o seu meio, modificações que podem chegar, em alguns casos, até a um processo de marginalização. Instaura-se progressivamente uma grave deformação da personalidade e das relações sociais, e aumentam os atos de transgressão. O prazer do *flash* e a sua procura constante ocupam completamente o pensamento do interessado, que se comunica cada vez menos com o seu meio imediato; seus pensamentos pouco a pouco afastam-se da realidade. Recorre à mentira em suas relações com os outros, o que o conduz a uma intenção de manipulação do seu meio.

147. Poderíamos continuar a descrever outras drogas e os seus efeitos sobre as pessoas que as consomem; poderíamos recordar também produtos que, como o álcool e o tabaco, granjearam uma espécie de respeitabilidade social; além disso, poderia ser oportuno assinalar as práticas de *doping* nos esportes e na vida profissional, ou a utilização de fármacos psicoativos para fins diversos dos terapêuticos especificamente previstos para eles. Baste mencionar, como exemplo, esses elementos diversos. Agora convém passar a analisar o que impele algumas pessoas a drogar-se e a alienar sua liberdade.

2. A procura desenfreada do prazer esconde uma dificuldade de viver

Motivos múltiplos

148. Por que as pessoas se drogam? Essa pergunta não é nova, e numerosos trabalhos já tentaram respondê-la. No início, como ocorre com a utilização de qualquer produto, encontra-se a curiosidade da pessoa de experimentar sensações novas e violar uma proibição, a procura do prazer imediato e o objetivo de sair do mal-estar interior em que se encontra e para o qual não vê solução. Dessa perspectiva, a droga e a toxicodependência apresentam-se como sintomas de uma situação pessoal e social gravemente deficitária, que convém dar a conhecer, para ajudar os consumidores, embora eles nem sempre queiram questionar-se sobre a origem de sua conduta. Precisamente por isso, examinaremos algumas das questões sociais ligadas à droga e a uma socie-

dade na qual os produtos tóxicos estão sendo utilizados cada vez mais de forma generalizada.

2.1. Da primeira vez ao estado de dependência

Curiosidade nociva

149. Quando se interrogam os jovens que costumam drogar-se de forma intermitente ou de modo regular, a maioria declara ter começado sem nenhuma razão aparente ou sem sentir uma atração especial pelos produtos tóxicos. Na maior parte dos casos, encontraram-se numa situação para a qual se deixaram arrastar por alguém ou pelo ambiente de um grupo, anuindo ao fascínio do desconhecido e à iniciação em novas sensações de que já tinham ouvido falar. Nessas situações, não se atreveram a recusar a proposta. Outros, pelo contrário, sublinharam que começaram a utilizar um produto para fugir de uma dificuldade da vida, de um sofrimento ou de uma dor insuportável. Uns e outros, portanto, não decidiram drogar-se, porque ninguém toma deliberadamente essa decisão nem tem a intenção de se tornar toxicodependente. Mais ainda, quando alguém consome determinados produtos, pode ser que o faça sem estar consciente de estar se drogando. Contudo, as conseqüências são evidentes, e a toxicodependência é o resultado desses comportamentos.

Fuga ilusória dos problemas

150. De qualquer modo, deve-se notar que as pessoas assim condicionadas com freqüência levam com naturalidade sua vida diária, embora mantenham uma prática de consumo de tóxicos mais ou menos freqüente ou passageira, até o dia em que caem numa toxicodependência comprovada, que as levará a comportamentos específicos, particular-

mente no que diz respeito à sua vida pessoal, à vida social ou à procura da droga, que então se tornará uma obsessão. Irão ordenando progressivamente sua vida para a procura do produto e, em certo sentido, viverão quase exclusivamente para se drogar. Embora se possa dizer que numerosas pessoas começam a se drogar por curiosidade, para evadir-se ou para eliminar um mal-estar da vida, é preciso reconhecer que o perigo de cair na toxicodependência é grande, e esta última chega a ser então uma motivação e um centro de interesse da vida. Entra-se num círculo infernal, no qual a falta de projetos e a ausência de realizações fazem que a pessoa se feche em si mesma.

Prazer buscado no uso de estupefacientes

151. Qualquer que seja a situação de cada um e o elemento que o leva a consumir determinados produtos tóxicos, normalmente a motivação é a mesma: encontrar prazer. Procura-se o produto porque se quer agir bem e ser amável, ter maior desenvoltura nos relacionamentos e maior liberdade interior e exterior. Essa busca empreendida mediante o consumo de produtos tóxicos deve colocar interrogações a todas as instâncias educativas e à sociedade inteira; de fato, mostra claramente que nas pessoas existe uma inquietação profunda desconsiderada, que os métodos de agir em relação à vida pessoal e social não conseguem satisfazer os indivíduos; o mesmo se pode dizer do mal-estar real que existe na civilização. O toxicodependente procura resolver seus problema recorrendo a soluções artificiais.

152. Ao contrário do que esperam as pessoas que recorrem à droga, a experiência mostra que um

consumo regular de produtos tóxicos tem conseqüências sobre o seu equilíbrio, pois leva a uma dependência desses produtos, dependência que pouco e pouco alterará suas funções cerebrais, seu comportamento e seus relacionamentos. Por exemplo, poderão começar a fumar um produto como a *Cannabis*, apresentado por vezes como uma substância anódina, com a finalidade de suportar a vida do dia-a-dia ou compartilhar com outras pessoas momentos de encontro e lazer. Mas esse simples consumo as levará a adotar um estado de espírito determinado, orientará profundamente sua personalidade e sua vida, que se tornará cada vez mais individualista, e as tornará dependentes de substâncias químicas para regular sua vida interior e enfrentar as dificuldades inerentes à existência.

A toxicodependência causa alterações orgânicas...

... e de comportamento

153. Podem distinguir-se três tipos de comportamento em relação à droga: em primeiro lugar, o de se "drogar", ou seja, utilizar de vez em quando produtos e entorpecentes que não originam imediatamente conseqüências; em segundo lugar, o de se "habituar" ao uso repetido de um produto, que origina então uma necessidade fisiológica e psíquica; por último, o de ser "toxicodependente", ou seja, chegar a ser dependente de um produto até o ponto de viver só para ele. O ponto comum entre todas essas atitudes consiste na procura de sensações, que poderemos denominar "uma viagem interior", e de um universo idealizado que nada tem a ver com a realidade e com as riquezas que procedem do desenvolvimento da vida interior.

Nível de uso das drogas: dependência ocasional

154. Devemos interrogar-nos principalmente sobre a toxicodependência, já que, como se sabe, o con-

sumo de droga implica com freqüência uma modificação da percepção e da consciência das coisas, que pode chegar a transformações profundas e graves da personalidade. Especialistas em saúde mental observaram que certos conflitos intrapsíquicos ou certas organizações frágeis da personalidade, que poderiam ser reduzidos com a qualidade de uma vida cultural e religiosa à espera da maturidade da pessoa, sobretudo entre indivíduos jovens, podem manifestar-se de forma notável e violenta, sem possibilidade de cura.

Pessoa com uma psicologia débil: indivíduos em risco

155. Assim, certas personalidades *borderline*[6] caíram em estados mais ou menos delirantes, ao passo que outras constataram que seu estado depressivo se acentuava depois que consumiam simplesmente *Cannabis* ou outra droga. De fato, "reações psicóticas, que correspondem a uma perda de contato com a realidade externa, podem sobrevir quando um consumidor frágil julga haver perdido o controle de seu estado mental"[7]. A experiência emocional é por vezes tão forte que a pessoa tem a sensação de não pertencer já a si mesma e de

6. Cf. J. Bergeret, *Narcissisme et les états limites*, Paris, Dunod, 1987. Os termos *borderline* (V. W. Einsenstein, 1949) ou estados-limite designam estruturas psíquicas que não correspondem nem ao tipo neurótico nem ao tipo psicótico. Essa noção espalhou-se graças aos trabalhos de Jean Bergeret (Lyon, França); cf. J. Bergeret, *Psychologie pathologique*, Paris, Masson, 1994. As personalidades *borderline* apresentam uma organização psíquica frágil, são muito narcisistas e procuram relações de dependência com os outros e com os objetos da realidade. Manifestam uma imaturidade afetiva que dá a impressão, ao seu redor, de que se trata de um adolescente crescido. Essas personalidades procuram esconder angústias e vivem defendendo-se de uma sensação de perigo. O perigo de que se protegem é o da depressão, ou seja, de uma dúvida constante para enfrentar a realidade.

7. Observatoire Français des Drogues et des Toxicomanies, *Note*, 1996; disponível em: <http://www.ofdt.fr>.

não poder controlar-se. Sente-se invadida por sensações, emoções e pensamentos interpretativos que levam a uma despersonalização. Vive uma espécie de fratura psíquica que pode levá-la a perder momentaneamente sua coerência interior e o contato consigo mesma, assim como com a realidade exterior. Um núcleo ligeiramente psicótico pode estar latente em certas personalidades, sem alterar seu relacionamento com os demais e com a realidade, mas bastam por vezes poucas coisas para torná-lo ativo, despertando conflitos interiores vinculados à história do indivíduo, e não resolvidos, e levando assim a grandes perturbações psíquicas.

As drogas agravam as dificuldades de ordem psicológica

156. As substâncias psicoativas expõem os que as consomem a dificuldades psíquicas e patológicas inesperadas, especialmente em pessoas que têm estruturas psíquicas frágeis ou dificuldades pessoais graves; podem, a seguir, produzir perturbações de comportamento e perturbações mentais irreversíveis, já que as drogas atuam então como fator que as desencadeia por causa de sua influência sobre o sistema nervoso. Por isso, não se podem aceitar as conclusões dos que afirmam que este ou aquele produto não cria dependência fisiológica e portanto poderia não ter conseqüências, porque nem sempre se podem medir os efeitos e prevê-los tendo em conta o que os produtos provocam no corpo humano. Sendo assim, não é possível pensar que certas drogas não têm efeitos nefastos sobre o organismo e ainda menos sobre a vida psíquica e no relacionamento entre as pessoas.

Não existem drogas inofensivas

157. A distinção que alguns fazem entre dependência física e dependência psíquica não corresponde

às descobertas recentes, que provam que "todos os efeitos das drogas sobre o indivíduo são potencialmente compreensíveis em biologia". Por esse motivo, transcrevemos aqui a definição de farmacodependência da Organização Mundial da Saúde. Trata-se de um "conjunto de fenômenos de comportamento, cognoscitivos e fisiológicos de intensidade variável, nos quais o uso de uma ou várias substâncias psicoativas resulta altamente prioritário. As características essenciais são o desejo obsessivo de procurar e tomar a dita substância e a sua procura permanente. Os fatores determinantes da farmacodependência e os problemas que dela derivam podem ser biológicos, psicológicos ou sociais, e englobam habitualmente uma interação"[8]. No contexto que aqui nos interessa, convém também acrescentar os problemas da vida moral e espiritual.

Complexidade do fenômeno segundo a OMS

158. Nenhum produto tóxico é irrelevante ou inofensivo, mesmo que não seja considerado droga, a começar pelo tabaco ou pelo álcool. Contudo, há produtos mais nocivos que outros, e certas substâncias que podem servir de base para a fabricação de fármacos psicossedativos ou psicoestimulantes converter-se-ão em produtos muito tóxicos. A heroína, por exemplo, é útil e, sob controle médico, pode aliviar as dores de doentes graves. Mas num quadro de toxicodependência transforma-se numa substância destruidora para o indivíduo.

159. Muitos estudiosos limitam-se com freqüência a uma descrição neurobiológica para analisar o

8. Comitê de Peritos da Farmacodependência (OMS), *Vingt-huitième rapport*, Vienne, 1998, cf. 2.2.1, Dépendance.

estado de dependência que um produto provocaria. Com freqüência, os resultados científicos são parciais e acabam por difundir falsidades para favorecer uma legalização do uso das drogas, especialmente da *Cannabis*. Na realidade, esses estudos não levam em conta os aspectos psíquicos, sociais e morais. Interessam-se mais pela química do cérebro do que pelas atitudes e pela conduta das pessoas. De fato, quando comparadas as repercussões da *Cannabis* ou do tabaco sobre o sistema dopaminérgico (sistema neurobiológico do prazer), o tabaco pode parecer, surpreendentemente, o produto mais perigoso. Na verdade, implica uma dependência e conseqüências muito conhecidas sobre a saúde. Mas, se considerado o conjunto dos elementos da vida de um indivíduo, afirmar que o tabaco é mais perigoso que a *Cannabis* encerra o risco de confundir a mensagem da prevenção.

A investigação não se ocupa dos efeitos psíquicos e morais

160. A periculosidade de uma droga e seus efeitos psíquicos, sociais e psicopatológicos não podem ser reduzidos tão-só ao aspecto neurobiológico. Este não pode explicar a complexidade das repercussões psíquicas e dos comportamentos relacionados ao uso dos produtos tóxicos.

2.2. *Os efeitos da* Cannabis

161. A *Cannabis*[9] deve chamar de modo particular a atenção dos educadores. Por isso, voltamos aqui novamente à questão da generalização atual de

Nunca considerar irrelevante o uso das drogas

9. Cf. H. Loo, J. M. Roux, A. Benyacoub, *Le médecin face aux toxicomanies*, Paris, Doin, 1997 (col. de psychiatrie pratique de l'Encéphale); M. C. D'Welles, *Et si on parlait du haschich!*, Paris, Presses de la Renaissance, 1999; J. Bergeret, *Toxicomanie et personnalité*, Paris, Presses Universitaires de France, 1995 (col. Que sais-je).

seu uso. Consumida freqüentemente tanto por jovens como por adultos, e mesmo por crianças, seja qual for o ambiente social a que pertençam, a *Cannabis* circula facilmente nos centros escolares, por vezes perante a indiferença dos adultos. Um certo discurso social oferecido pelos meios de comunicação tende a valorizar seus méritos, incitando, em certo sentido, os jovens a consegui-la e a usá-la. É apresentada como uma substância recreativa e lúdica, sem perigo aparente para a saúde. Certas pessoas se limitarão a um consumo passageiro ou mesmo regular, sem ir mais além. Para outros consumidores, no entanto, constituirá a porta de ingresso na toxicodependência, com a procura ulterior de produtos cada vez mais fortes e cada vez mais prejudiciais à saúde.

Da curiosidade ao hábito

162. Valoriza-se muito a *Cannabis*, e minimizam-se seus efeitos, sobretudo porque, em princípio, ela não provoca dependência fisiológica. Mas fumar um dia um "baseado" por curiosidade não é um ato insignificante. Pode ser o início de uma prática contínua e de um hábito que se tornam perigosos porque provocam uma necessidade crescente de sensações e de relaxamento que a pessoa já experimentou tomando esse produto tóxico; favorecem, por assim dizer, o que se pode chamar de uma *escalada* no consumo. De fato, a *Cannabis* leva a uma dependência psicológica que pode ser irresistível, em caso de uso regular, e provocar efeitos nefastos no organismo.

Nenhuma droga cura as causas do mal-estar

163. A *Cannabis* é um psicossedativo que tem efeitos físicos e psíquicos, como a diminuição da vigília e da concentração. Certamente favorece o relaxamento e por vezes um estado de contentamento que criam a impressão de felicidade interior e de ter boas relações com os demais. Mas quando os efeitos anestésicos passam a pessoa encontra-se com os mesmos problemas de antes, o que a leva a procurar ainda mais o produto, com saudade da experiência de quietude já vivida. A *Cannabis* provoca também uma distorção da percepção do tempo e dos sons, e por esse motivo é usada em certos ambientes musicais por ocasião de festas noturnas ou em discotecas.

Efeitos negativos das misturas de drogas diferentes

164. Conforme o estado de saúde das pessoas e seus comportamentos, por exemplo quando se associam vários produtos (*Cannabis*, tabaco e álcool), verificaram-se com freqüência efeitos secundários[10], como inibições, por vezes leves confusões mentais, alteração da memória de curto prazo, transtornos da audição e da visão, diminuição dos reflexos — que dá origem a acidentes, especialmente de trânsito e no trabalho, aumento do ritmo cardíaco, parada temporária da produção de testosterona no homem, alteração dos mecanismos de fecundação na mulher (em caso de gravidez, nota-se atraso no crescimento do feto, risco de parto prematuro, anomalias congênitas), e desenvolvimento de perturbações no recém-nascido de uma mãe toxicodependente (problemas neurológicos, como certas respostas anômalas a estímulos visuais, tremores, gritos estridentes), ansiedade, irritação e manifestações depressivas. O uso prolongado da *Cannabis* afeta a concen-

10. Cf. OBSERVATOIRE FRANÇAIS DES DROGUES ET DES TOXICOMANIES, 1996; disponível em: <http://www.ofdt.fr>.

tração e a capacidade de assimilação intelectual. Freqüentemente é um fator de fracasso escolar.

O uso intenso pode deprimir o sistema imunológico

165. Além disso, considerada a quantidade de alcatrão e de outras substâncias ingeridas, um "baseado" equivale a quatro ou cinco cigarros com filtro. Daí o perigo real de câncer do pulmão, bronquite, enfisema e outras patologias das vias respiratórias. O consumo intenso pode também deprimir o sistema imunológico e tornar o consumidor mais sensível a viroses ocasionais. Um "baseado" corresponde também à ingestão de dois copos de uísque. A *Cannabis* provoca ainda uma perturbação do mecanismo da memória imediata, favorecendo a "embriaguez de *Cannabis*". A maioria dos consumidores procura por essa "embriaguez" por ocasião de festas em que todos devem a todo custo embriagar-se, "ficar doidão", "alienar-se", como se ouve freqüentemente; em suma, deixar de ter consciência de si mesmos.

166. A embriaguez alcoólica é igualmente perigosa, e nas pessoas dependentes pode provocar alterações importantes, como perda da lucidez, do sentido moral, do controle de si; e levar ao desenvolvimento de atitudes agressivas e violentas, alheamento da realidade, problemas psicopatológicos, doenças hepáticas etc. Em muitas sociedades o vinho e a aguardente fazem parte da alimentação. Obviamente, como esses produtos não estão completamente isentos de perigos, podem converter-se em drogas e provocar doenças graves e índices muito altos de mortalidade.

167. O que sem dúvida é decisivo para enfrentar os problemas do consumo de drogas e deve inte-

ressar aos educadores não é só a qualidade do produto procurado, mas também os motivos que levam a pessoa a consumir um ou mais produtos.

168. Destacamos especialmente o exemplo da *Cannabis* para lembrar as implicações que pode ter sobre o comportamento humano e os problemas que traz seu consumo corrente. Poderíamos dizer o mesmo de outros produtos. Mas a *Cannabis* é freqüentemente utilizada na sociedade como emblema de libertação, e alguns reivindicam a liberação de seu consumo: isso implicaria insidiosamente uma liberação do conjunto das drogas. Por isso, parece-nos oportuno sublinhar brevemente as interpretações que procuram tirar importância a esse produto, para preparar melhor as pessoas para uma eventual liberação, dando lugar a uma legislação que, com sua distinção falaz entre "drogas pesadas" e "drogas leves", criaria confusão nas pessoas, levaria a um aumento dos comportamentos toxicodependentes e, por último, causaria graves danos à sociedade.

Uma falsa distinção: drogas leves e drogas pesadas

169. Como já evidenciamos, os efeitos neurobiológicos aparentes de um produto não constituem todas as conseqüências do uso desse produto sobre a pessoa e suas relações. É importante descobrir, na medida das possibilidades, todas as repercussões de um comportamento toxicodependente e, portanto, ver a pessoa em sua totalidade, para ajudá-la a ter uma atitude plenamente humana, conforme à sua dignidade. Não podemos nos limitar à questão da dependência física de um produto tóxico, porque as formas de dependência são múltiplas e não estão necessariamente ligadas só à fisiologia do indivíduo.

É impossível mudar o comportamento do toxicodependente sem uma visão global do seu problema

170. A reflexão deve ser mais global, com a finalidade de propor aos nossos contemporâneos, especialmente aos jovens, uma mensagem coerente e sem confusões, para ajudá-los a repelir qualquer prática toxicodependente e propor-lhes uma forma de vida conforme ao modelo que eles mesmos buscam no mais íntimo de seu ser. Assim, os educadores devem ter uma idéia clara sobre a droga, para não permitir que os jovens e os adultos permaneçam numa situação que, a longo prazo, não tem saída e não pode de modo algum constituir uma relação pedagógica e terapêutica.

2.3. A busca do prazer

171. Na maioria dos testemunhos, os consumidores de produtos psicoativos e os toxicodependentes declaram que procuram o consumo dessas substâncias para "ficar bem consigo mesmos" e para encontrar prazer. Por conseguinte, a busca de uma sensação de bem-estar, de um estimulante e de uma sensação de prazer é o que costuma impelir as pessoas que começam a se drogar. A partir daqui, o consumidor, depois de obter o que desejava, já não consegue renunciar a ele; as drogas convertem-se com freqüência numa mola de sua ação e no desejo primordial de sua existência.

Prazer a todo custo e toxicodependência

172. Assim, a busca do prazer transforma-se em ponto de partida dessa dependência, certamente com a esperança de libertar-se de uma dificuldade de viver ou das preocupações inerentes à vida. Droga-se, depois, para fugir do que parece insuportável na vida, para encontrar mais serenidade, mas é algo ilusório. Sem dúvida, essa atitude cria uma necessidade tal que a droga se transforma em

obsessão, até constituir uma nova inquietude. Segundo a fórmula já clássica, embora não haja "drogas felizes", nem por isso a busca do prazer é menos ativa e imperiosa. A maioria dos estudos sobre a prevenção das drogas nem sempre insistiu na importância que o prazer tem na relação entre o drogado e o produto, até fazer que a pessoa se feche em si mesma.

2.3.1. O prazer em sentido psicológico

Conflito entre realidade e busca absoluta do prazer

173. O prazer apresenta-se psicologicamente como um modo de satisfação vinculado a processos interiores e à realização de desejos inconscientes. Tais desejos podem ter como objetivo fixações infantis que procuram repetir-se de forma oculta, sem ser elaboradas. Assim, a necessidade de drogar-se pode remontar ao prazer oral da criança que vive uma relação de união íntima com sua mãe e com o que a rodeia. O indivíduo pode também alimentar em si mesmo o desejo de querer possuir tudo e de poder alcançar um estado de quietude permanente, sem ter de enfrentar as frustrações inerentes à vida. Neste caso, o prazer é, antes de mais nada, um sistema que leva a atuar imediatamente, ou seja, sem fazer um discernimento que suponha um funcionamento mental elaborado. O caráter irreal dessa forma de prazer, que busca o fim em si mesmo, estará freqüentemente em contradição com necessidades objetivas e em oposição ao princípio de realidade. A economia psicológica do prazer estará geralmente em conflito radical com o princípio de realidade, que se apresenta como um princípio regulador e leva à busca de satisfações tendo em conta os interesses subjetivos do indivíduo,

as exigências da realidade, as necessidades vitais da pessoa e as regras morais. Graças à educação e a um amadurecimento progressivo do indivíduo, o prazer aparecerá como uma conseqüência da ação, e não como um fim em si mesmo. O prazer é, por exemplo, a conseqüência de um projeto levado a cabo, de uma relação conseguida ou de uma resposta adequada a uma situação[11].

2.3.2. A finalidade do prazer

174. O prazer é o elemento primordial da vida psíquica. A criança deixa-se com freqüência conduzir por ele até descobrir os limites necessários para o seu crescimento psicológico. A criança entende, consciente ou inconscientemente, que deveria poder satisfazer imediatamente todos os desejos e, portanto, procurar prazer. Trata-se de um sentimento de onipotência, de um desejo insaciável, ilusório e nefasto para o indivíduo. No plano psicológico, toda pulsão busca a própria satisfação em si mesma, em detrimento do conjunto da personalidade. A criança deverá aprender a controlar-se, a distinguir a natureza dos desejos, a saber adiá-los ou a renunciar a eles para não ser impulsiva. Portanto, deverá organizar sua vida segundo o princípio de realidade e aprender a submetê-la à inteligência, que permite o discernimento e o juízo, e à vontade, que é o motor profundo da ação livre e responsável.

Equilíbrio, prazer e discernimento

175. Obviamente, os desejos e os prazeres desempenham uma função importante na economia in-

11. Para uma explicação mais ampla do conceito de prazer, pode-se consultar o artigo Fruitio, in *Dictionnaire de Théologie Catholique*; bem como TOMÁS DE AQUINO, *Summa Theologica*, I-II, sobretudo q. 11 e 31-33.

terior do indivíduo e constituem a dinâmica sobre a qual assenta a psicologia humana. Querer não tratar deles ou ignorá-los é freqüentemente perigoso para o equilíbrio da pessoa. Uma ascese que quisesse suprimi-los ou um hedonismo que procurasse exaltá-los prejudicariam o indivíduo, pois o que convém é sobretudo saber hierarquizar desejos e prazeres. Por isso, a educação deve procurar ensinar à criança como encontrar satisfações no mundo por intermédio de suas atividades e de seus relacionamentos, e não numa vida egoísta. Principalmente, poderá assim experimentar um prazer que a enriquecerá, porque será fruto de um dom de si e não o resultado de uma procura subjetiva desenfreada. O prazer assim obtido é resultado de um trabalho, de um esforço ou simplesmente de uma alegria de estar em relação com as realidades do mundo, com os outros e com Deus.

Educação: integrar o prazer na vida de relação

176. Pois bem, numerosas pessoas, especialmente jovens, têm sérias dificuldades para trabalhar no amadurecimento da gestão de seus desejos e, quando uma atividade se apresenta difícil, reagem só com uma resposta emocional, sinal de que não conseguiram ainda organizar e unificar suficientemente sua personalidade. Desanimam, impacientes, querem obter um resultado rápido e não conseguem aceitar que há frustrações inevitáveis em todas as vidas e que não se pode viver simplesmente segundo o critério do prazer imediato.

A toxicodependência é um atalho perigoso

177. Nessa perspectiva, para certos jovens a experiência da droga ou o uso crescente de ansiolíticos e soníferos têm como finalidade chegar a uma situação de prazer como a que acabamos de re-

ferir. O consumo de fármacos psicotrópicos, necessário em estados depressivos e em outros patológicos, transforma-se então num meio para procurar regular a força dos desejos, em detrimento de um trabalho interior que mobilize a razão, a vontade, as potências sensitivas e as potências da alma[12] do indivíduo. Com muita freqüência as pessoas não possuem os recursos psíquicos necessários e não encontram adultos que as ajudem a enfrentar os problemas familiares, as dificuldades escolares, as decepções sentimentais, a possibilidade de mudar depois de eventuais erros ou culpas, a falta de inserção social e profissional, e ainda os problemas causados pela doença, pela solidão e pela morte, bem como as perguntas constantes que se transmitem de geração em geração para descobrir o sentido da vida.

Uso errado dos fármacos

178. Por vezes, os fármacos aliviam as perturbações da personalidade que podem manifestar-se, o que leva nossa sociedade a responder a dificuldades profundas, humanas, morais e espirituais com uma série de remédios terapêuticos e mediante compostos químicos. Essa situação de fato e esse estado de ânimo criam as condições objetivas favoráveis à toxicodependência. Assim, há pais que recorrem cada vez mais facilmente aos fármacos, quando, diante do fracasso de suas atitudes de escuta e de seus métodos educativos, não sabem como reagir com os filhos que passam por estados emocionais como a excitação, a agressividade

12. Cf. o que Santa Teresa de Ávila escreve sobre o que se deve pedir na oração (*Caminho de perfeição*, cap. 30); e também o que São João da Cruz afirma sobre a "parte sensitiva da alma" (*Subida ao Monte Carmelo*, liv. I, cap. 1; *A noite escura*, liv. 1, cap. 8).

ou a tristeza, ou mesmo por crises de relacionamento na família ou com o mundo exterior.

3. A reivindicação da droga

179. Paradoxalmente, em nossas sociedades por vezes a droga converteu-se num símbolo de liberdade, a ponto de dar a impressão de que a legislação está em contradição com os costumes atuais, costumes que toda autoridade pública deveria reconhecer. De fato, certos promotores da liberação das drogas afirmam que a lei civil, ao penalizar o uso privado de produtos ilícitos, nega alguns princípios da democracia, como o da liberdade individual, segundo o qual cada um deve poder dispor de si próprio como lhe apraz.

3.1. A liberdade de drogar-se

Ambigüidade da liberdade de drogar-se

180. A reivindicação da liberdade de drogar-se é a expressão de um dos numerosos desvios, no pensamento contemporâneo, do próprio sentido de liberdade. Embora a liberdade seja um bem indiscutível da pessoa humana, que o pensamento cristão não cessa de promover, uma liberdade absoluta e irresponsável, que menospreze os valores fundamentais e exponha a pessoa a graves perigos, é uma forma de tirania inaceitável para o homem e para a sua dignidade. A pessoa e a sua conduta individual não podem ser os únicos critérios éticos e sociais das decisões morais ou legislativas; as pessoas não podem reivindicar uma legislação que corresponda a um mero desejo individual de liberdade, o qual constituiria um incentivo a fechar-se no egoísmo e uma recusa das relações hu-

manas. Nesses casos, a pessoa se colocaria como o critério da vida social, ou melhor, alienaria sua verdadeira liberdade, pondo em perigo sua saúde física e mental, e desse modo faria pesar sobre a sociedade os custos e as conseqüências de seus atos. Julgar que a liberdade de drogar-se deve fazer parte de uma lei é contrário à própria dignidade da pessoa humana.

Buscar o equilíbrio entre consciência e verdade

181. A esse respeito, na encíclica *Veritatis splendor*, o papa João Paulo II sublinhava a falta de sentido ético, e mesmo de sensibilidade moral, na maior parte dos países. Chamava nossa atenção, sobretudo a dos que decidem ou dos responsáveis políticos, para a necessidade de encontrar um equilíbrio entre a liberdade e a lei, entre a consciência e a verdade, entre os valores e os comportamentos do dia-a-dia. O abuso da liberdade transforma-se rapidamente em individualismo e subjetivismo, cujo aspecto tirânico não escapa a ninguém; põe em grave perigo o bem comum; o obscurecimento da consciência neutraliza a capacidade de criticar as modas e as tendências; não querer interrogar-se sobre os valores transcendentes, que são objetivos e não dependem da boa vontade do indivíduo ou de uma situação, fez crer com freqüência que os comportamentos devem inspirar-se na opinião da maioria ou no desejo individual, mais que nos valores universais. Pelo contrário, precisamente estes últimos estão na base do agir moral do indivíduo, pois proporcionam os elementos objetivos para a sua reflexão e a sua ação, ajudam-no a tomar consciência de que não pode promulgar as suas próprias leis a partir de seus interesses subjetivos e

Drogar-se significa ausência de valores

protegem-no de algum modo de uma vida regulada só pelo prazer. O moralista e o educador podem muito bem interpretar o desejo de drogar-se como uma expressão da ausência de valores e de regras no indivíduo.

3.2. O uso das drogas e o sentido da lei

Proibição do uso das drogas pelas leis civis

182. A distinção entre produtos lícitos e ilícitos, precisamente como fronteira entre os fármacos que têm função terapêutica e os que por vezes são procurados unicamente para o prazer e o bem-estar, foi ultrapassada progressivamente no espaço de trinta anos. Na maioria das sociedades, a lei civil proíbe o consumo de entorpecentes e substâncias classificadas como drogas, porque seus efeitos nefastos sobre a pessoa e sobre a saúde pública colocam em perigo o equilíbrio dos indivíduos e a coesão social. Além disso, a delinqüência e a criminalidade desenvolvem-se com freqüência a partir do comércio e do uso da droga. Assim, a sociedade, que nem sempre tomou as medidas adequadas e por isso se vê atualmente invadida pelos fenômenos ligados à droga, deve poder proteger-se dela e sancionar o que deve ser sancionado, embora convenha lembrar com firmeza que a repressão apenas dos consumidores não pode resolver os numerosos problemas colocados pelo uso das drogas. Nesse campo, tal como em tudo o que diz respeito à vida social, as autoridades civis têm o dever de recordar as proibições fundamentais que protegem a vida e a dignidade das pessoas; caso contrário, correm o risco de fazer que se produzam fenômenos de violência e que aumente a delinqüência, especialmente entre os jovens, cujo futuro,

O direito toma a defesa da vida

no âmbito pessoal e em seus relacionamentos, corre então grave perigo, comprometendo ao mesmo tempo o tecido social das cidades e o de suas periferias.

Restabelecer os limites do permitido e do proibido

183. É evidente que certos jovens, sob a influência da droga, cometem delitos e crimes sem plena consciência de que estão procedendo mal, insensíveis aos sofrimentos e aos prejuízos que causam aos outros, devido à eliminação de inibições provocada pelas drogas. Trata-se de jovens que têm uma conduta associal e amoral. Não podemos permitir que essa situação se prolongue, senão assistiremos ao naufrágio desses jovens, a quem a sociedade não soube acolher, amar e educar. Cabe aos adultos recordar as exigências fundamentais do que é permitido e do que é proibido, que para um adolescente são necessárias com vistas à construção de sua personalidade e de suas relações sociais, e que de modo nenhum constituem um obstáculo para o diálogo e para um método pedagógico que respeite a personalidade do jovem. Por isso mesmo, no tratamento dos fenômenos ligados à droga, é importante desenvolver uma pedagogia compreensiva a respeito das pessoas; e convém adotar uma linguagem firme e tomar medidas de repressão.

A despenalização não resolve os problemas

184. É evidente que uma descriminalização não pode solucionar os problemas vinculados à droga. Não seria melhor trabalhar sobre objetivos básicos tendo em vista o futuro? Assim, a educação, o ensino, a transmissão cultural, a coerência do vínculo social e das leis, que deveriam proteger a família em vez de destruí-la, a aprendizagem do controle de si mesmo e a formação da cons-

ciência moral são perspectivas que é preciso desenvolver, pois permitiriam aos adolescentes e aos jovens estruturar-se psicológica, moral e espiritualmente e assim ser menos frágeis perante as inevitáveis dificuldades da existência e os fenômenos como a droga, que em parte refletem uma crise da educação.

Necessidade de leis repressivas

185. Não podemos deixar de recordar às autoridades encarregadas de reger o destino das nações, a todas as pessoas que desempenham funções sociais, aos pais, aos educadores e aos homens de boa vontade, que hoje é mais necessário do que nunca comprometer-se, mediante uma legislação adequada, repressiva e coercitiva, para impedir que as redes de comercialização da droga prossigam o seu trabalho. Estão em jogo a saúde das pessoas e a saúde pública. Além disso, todos os protagonistas da vida social devem ajudar os que se dedicam à educação da juventude, para que lhe transmitam sem confusões os valores fundamentais. A sociedade em seu conjunto não pode manter a atitude de que na aparência intenta reprimir as drogas, quase sempre proibidas, propondo ao mesmo tempo a legalização de certos produtos ou permitindo que se desenvolvam redes de abastecimento e consumo com uma relativa indiferença ou com o desejo secreto de poder assim controlar melhor todas as redes. Trata-se de atitudes liberais que não podem deixar de convidar os traficantes a prosseguir sua ação e que não resolvem os problemas dos consumidores.

As leis por si mesmas não podem eliminar o mal-estar

186. Embora seja correto distinguir os que recorrem de vez em quando às drogas dos toxicodependentes, isso não é motivo para que se deva recusar a lei que protege a sociedade e os indivíduos daquilo que representa uma ameaça de destruição, ou atribuir à lei um caráter provisório, aduzindo como justificativa o fato de que seria violada em numerosas situações ou o de que determinados indivíduos desejam entregar-se à droga ou, por razões múltiplas, ser difusores de produtos tóxicos. Sem dúvida, devemos reconhecer que as leis por si sós não bastam para resolver o mal-estar que revelam o consumo de drogas e a toxicodependência. A solução depende, entre outras coisas, das condições de vida que a sociedade ofereça para que os jovens possam desenvolver-se dignamente, encontrar o sentido de sua existência e inserir-se nas redes de relacionamentos de que precisam.

4. Uma sociedade que favorece a droga

4. 1. O perigo de legalizar as drogas

Impedir o comércio ilícito

187. A produção, a comercialização e o consumo de produtos tóxicos no quadro da toxicodependência suscitam múltiplas formas de delinqüência consideradas mais ou menos delituosas segundo os países; essa delinqüência vai desde a organização de redes de fornecimento até a lavagem de dinheiro sujo obtido com o tráfico. Atrevemo-nos a afirmar que os fornecedores e os traficantes devem ser os primeiros a ser perseguidos, porque são os organizadores de tráficos ilícitos. Isso não exclui em absoluto a necessidade de tomar medidas com respeito aos consumidores. Sem dúvida, entre os consumidores freqüentemente encontram-se indivíduos ou pessoas com problemas sociais que já estão sob a alçada de ações judiciais. Devemos interrogarmo-nos sem frouxidão sobre a injustiça que reina nesse domínio.

Restabelecimento da justiça

188. Podemos perguntar-nos também sobre a fúria com que são perseguidos alguns "pequenos" vendedores ou consumidores mais ou menos ocasionais, e a relativa impunidade de que gozam personalidades dos meios de comunicação, da política ou da arte, que reconhecem publicamente, em entrevistas, seu consumo regular de drogas, incitando assim implicitamente seus admiradores a imitá-los. O mesmo se deve dizer de certos grupos de pressão ou de promoção da toxicodependência, que ostentam deliberadamente seu consumo e reivindicam o direito de usar produtos tóxicos, especialmente no que se refere à *Cannabis*, sem que sejam por isso incomodados.

Favorecer o uso da droga é moralmente ilícito

189. Com a vontade por vezes claramente notória de retirar importância ao que, eufemisticamente, costumam chamar de "drogas leves", alguns desfraldam de bom grado o estandarte da liberdade, propõem-se como interlocutores dos poderes públicos nessa matéria ou reivindicam o papel de pessoas às quais os jovens podem recorrer. Atribuir uma tarefa educacional da juventude, e portanto com valor de exemplo, a indivíduos ligados de uma maneira ou de outra à droga constitui um perigo real e torna difícil, para não dizer impossível, a luta que se trava contra a difusão e o consumo de produtos tóxicos. Toda ação que favoreça a difusão ou o consumo de drogas representa uma cumplicidade moralmente grave com os "cartéis" que obtêm lucros enor-

mes, financeiros e, de modo mais amplo, econômicos do comércio que realizam. As autoridades governamentais e os organismos internacionais são chamados a incrementar sempre mais sua vigilância e a atuar com severidade cada vez maior contra esses sistemas organizados, que provocam a morte de tantos seres humanos, que aniquilam física, psicológica, social, moral e espiritualmente um número notável de pessoas, especialmente jovens e indivíduos já por si sós frágeis.

Necessidade da recusa da despenalização

190. É preciso saber identificar e reconhecer o alcance dos grupos de traficantes de droga, bem como as pressões que podem exercer sobre as autoridades civis e sobre a sociedade inteira, para poder combatê-los, tanto em âmbito nacional como regional e internacional, com as diversas armas políticas, econômicas, jurídicas e judiciais à disposição. Em particular, é conveniente que todas as autoridades civis, com plena independência, promulguem leis e normas que permitam lutar eficazmente em todos os níveis contra as redes da droga, recusando a descriminalização de qualquer uso de droga (o que se não fosse feito equivaleria a uma liberação total e levaria a deixar que se perpetuasse a toxicodependência).

Acolher as pessoas toxicodependentes

191. Desse ponto de vista, também as organizações internacionais desempenham um papel importante. A cooperação internacional na luta contra a droga, ao estabelecer um arquivo jurídico e ao colaborar para eliminar as situações concretas, é um elemento importante para se poder desmantelar todos os canais de venda. Ao mesmo tempo, é preciso ajudar todas as pessoas presas na engrenagem da toxicodependência ou da difu-

são das drogas, tendo sobretudo em conta as debilidades pessoais, familiares, econômicas e sociais, manifestando-lhes acolhimento e compreensão, com o fim de ajudá-las a sair do círculo infernal da droga. Precisamente nesse quadro situam-se tanto a reflexão como a ação educativa e pastoral da Igreja, a qual quer prestar ajuda às pessoas em dificuldade e animar na procura de respostas construtivas para os problemas colocados pelo consumo da droga e pela delinqüência que o acompanha.

Função pastoral da Igreja

192. Numa declaração solene, o Conselho Pontifício para a Família quis recordar o que está em jogo nesse projeto. "Será aceitável criar uma subclasse de seres humanos vivos, num nível infra-humano, como se vê, infelizmente, nas cidades onde a droga é vendida livremente? [...] A legalização das drogas traz consigo o risco de efeitos opostos aos procurados. Com efeito, admite-se facilmente que o que a lei permite é normal e portanto moral. Quando se legaliza a droga, o que fica liberado não é o produto; o que se legaliza são as razões que levam a consumi-lo. Pois bem, ninguém pode pôr em discussão que se drogar é um mal.

Contradições de certos poderes públicos

193. "Além disso, desde o momento em que a lei reconhecesse esse comportamento como normal, poderíamos perguntar-nos como atuariam as autoridades públicas para enfrentar o dever da educação e da cura das pessoas. [...] Também devem ser consideradas as implicações sociais dessa legalização. Serão enfrentados sem temor o aumento da criminalidade, das doenças relacionadas com a dependência e dos acidentes de trânsito derivado do fácil acesso às drogas? Poder-se-á confiar profissionalmente em pessoas drogadas? Garantir a elas a segurança do emprego? Além disso, terá realmente o Estado meios econômicos e humanos para enfrentar o incremento do problema na área da saúde que traria consigo inevitavelmente a liberação da droga? São interrogações que convém colocar claramente.

O Estado, garante do bem comum

194. "Assegurando o bem comum, o Estado tem também como tarefa velar pelo bem-estar dos cidadãos. A ajuda do Estado aos cidadãos deve responder aos princípios da eqüidade e da subsidiariedade, quer dizer, antes de mais deve proteger o mais fraco e pobre da sociedade, mesmo que seja contra si próprio. Portanto, não tem o direito de se furtar ao dever de defender os que ainda não tiveram acesso à maturidade e que são vítimas potenciais da droga. Além disso, se o Estado adotar e mantiver uma postura coerente e firme com respeito à droga, combatendo-a seja qual for sua natureza, essa atitude ajudará também na luta contra os abusos do álcool e do tabaco.

A voz da Igreja contra a legalização

195. "A Igreja quer recordar as implicações dos fenômenos ligados à droga. Sublinha o fato de que na perspectiva de uma legalização de venda e uso da droga e dos produtos que favorecem a toxicodependência o que está em jogo é o destino das pessoas. Alguns encurtarão sua vida, ao passo que outros, talvez sem cair na dependência propriamente dita, porão a perder seus anos de juventude sem desenvolver realmente suas potencialidades. O comportamento que leva à toxicodependência não terá nenhuma possibilidade de ser corrigido se os pro-

dutos que reforçam esse comportamento forem postos à venda livremente"[13].

196. Os pais, ajudados pelos educadores, não querem que os seus filhos se droguem. Conhecem os danos da droga e pedem à sociedade, por intermédio do Estado, que os ajude em sua ação educativa. Meios unicamente sanitários e produtos de substituição não conseguirão, por si sós, resolver os problemas se não forem acompanhados por uma vontade educativa que influa nas causas que levam ao consumo das drogas. Como já dissemos, o problema principal da toxicodependência não reside unicamente na droga em si mesma, mas também em todos os elementos ligados que levam um indivíduo a drogar-se e que é urgente modificar.

Melhorar o ambiente para combater melhor as drogas

197. Para viver, o homem precisa descobrir o sentido de sua existência e encontrar razões a fim de desenvolver plenamente suas possibilidades e os talentos que o Criador lhe concedeu para a sua felicidade e a felicidade de seus irmãos. É precisamente nessa perspectiva do bem-estar das pessoas e da sociedade que a Igreja deseja prosseguir sua tarefa pastoral e dar sua contribuição para a prevenção e a luta contra a toxicodependência.

4.2. Conseqüências econômicas e sociais

Mudanças culturais radicais

198. Existe uma relação íntima entre o consumo cada vez maior de drogas e o tipo de sociedade em que vivemos. A toxicodependência foi fomentada por condições objetivas que incitam ao con-

---

13. Conselho Pontifício para a Família, Liberalizzazione della droga?, *Enchiridion Vaticanum*, n. 16, 35-39.

sumo, especialmente de produtos tóxicos. Essas condições são políticas e econômicas, culturais e psicológicas, e têm conseqüências importantes para a saúde pública.

199. 1) Do ponto de vista político e econômico, correspondem, entre outras coisas, à procura de numerosos países consumidores de droga e também de países produtores nos quais as pessoas com freqüência só têm esse meio para seu sustento porque criaram e desenvolveram unicamente o cultivo da droga, cujos benefícios são enormes, embora mais para os cartéis do que para os próprios produtores. Assim, numerosos países substituíram suas culturas tradicionais, que não têm valor no mercado internacional ou são mal remuneradas, pela exploração de plantações que darão maior variedade de matérias-primas para produzir drogas. Estariam dispostos a regressar ao cultivo de frutas, cítrus, café ou cacau se esses produtos pudessem ajudar a população a viver honrada e dignamente. Outros países aproveitam-se do clima atual, favorável à toxicodependência, para desenvolver cultivos de drogas e financiar assim partidos políticos, compra de armas, guerras civis etc.

200. 2) Do ponto de vista cultural, uma ideologia fundada na simples observação sociológica leva a pensar que devemos acostumar-nos a viver com as drogas. É uma das conseqüências do individualismo contemporâneo, o qual reivindica poder dispor de si mesmo conforme seus caprichos.

Perigosa ideologia e individualismo

201. 3) Por último, do ponto de vista psicológico, cada qual está de tal modo voltado para si mesmo, sem

poder apoiar-se em valores comuns que permitam o desenvolvimento do ser interior e a comunicação com os demais, que tem a tentação de buscar uma felicidade ilusória no consumo de produtos tóxicos. As metáforas que os toxicodependentes costumam utilizar — como a de *agarrar-se* —, e que tomam o sentido da linguagem corrente, manifestam a necessidade de apoiar-se em alguma coisa. Isso mostra o déficit de relacionamento com os outros, bem como a debilidade da vida interior dessas pessoas, especialmente dos jovens, elementos que os educadores devem ter particularmente em conta em sua ação pedagógica.

Danos sociais do consumo da droga

202. Quando um consumidor usa um produto psicoativo como droga, seu procedimento tem conseqüências sociais. Surgem problemas de saúde, e a relação que a pessoa instaura com os outros corre o risco de criar uma clima deletério e delituoso. Cabe ao governo de cada país e às organizações internacionais fazer que os cidadãos tomem consciência dos efeitos que as drogas produzem e dos perigos que pesam sobre a coletividade. Nesse campo, é preciso ajudar e curar a pessoa toda, seja qual for sua situação. Mas também convém dizer claramente que prejudicar a saúde com a droga é um gesto irresponsável que manifesta falta de sentido do bem comum, porque os outros terão de fazer então esforços econômicos, esforços de ajuda psicológica e social, e desenvolver formas de assistência que mobilizarão numerosos meios.

Um círculo vicioso une droga e comércio

203. Os que não são consumidores poderão ver-se prejudicados pelos diferentes problemas ligados às drogas. Alguns estarão expostos à fumaça do tabaco — a começar pelas crianças que sofrerão o tabagismo dos pais, ou no âmbito profissional, dentro dos escritórios ou das fábricas. Outros terão de sofrer a violência e a deterioração das relações por causa do alcoolismo, fonte de criminalidade e mortalidade, especialmente no seio da estrutura familiar. Por último, as drogas chegarão também a complicar a vida das pessoas no plano econômico, porque a aquisição desses produtos é onerosa e é preciso muito dinheiro, e por isso os consumidores passam a roubar, mesmo de membros de sua própria família, e a pôr em prática numerosos comportamentos delituosos. As famílias por vezes pensam que vão resolver muito rapidamente o problema dando ao membro drogado dinheiro para adquirir a droga de que precisa, com o pretexto de que se trata da "última vez". Essas promessas são ilusórias, e os educadores sabem por experiência que nunca se deve agir dessa maneira com um toxicodependente, pois isso só agrava a situação da pessoa. Certas famílias, muito aflitas com a situação do filho ou da filha, vieram a encontrar-se em graves dificuldades econômicas por terem cedido a pedidos exorbitantes. Queriam ajudá-los e sobretudo acabar com aquele sofrimento ligado, entre outras coisas, à toxicodependência, procurando para os seus filhos toxicodependentes o que eles pediam.

Drogas e doenças ocasionais

204. Os meios de consumo de drogas, especialmente por via intravenosa, transmitem também o vírus da hepatite, da aids e de outras doenças. Vimos reaparecer doenças ocasionais que já tinham desaparecido relativamente em certos países, como a tuberculose. Nos próximos anos vão desenvolver-se certamente novas doenças causadas pela toxicodependência: terão efeitos reais sobre toda a sociedade. Deve-se correr esse risco e permitir que uma grande parte da população fique exposta às práticas da toxicodependência, pondo em perigo a sua saúde e a das outras pessoas?

4.3. O papel dos meios de comunicação em relação à toxicodependência

Não se pode negligenciar a função dos meios de comunicação

205. As imagens e os modelos que os meios de comunicação apresentam freqüentemente põem em relevo procedimentos marginais e a toxicodependência, fazendo crer que fazem parte de processos normais. Programas de televisão, artigos de jornais e revistas, filmes e letras de canções incitam ao consumo da droga. Muitos jovens são influenciados em seu comportamento de toxicodependentes. O modo de falar da droga nos meios de comunicação e também uma certa forma de prevenção apóiam por vezes o procedimento dos que consomem produtos ilícitos: podem até mesmo aparecer como pessoas originais, como modelos, livres em comparação com os demais. Desse modo, a droga adquire uma espécie de legitimidade. Pior ainda, o toxicodependente pode ser apresentado como vítima, a ponto de se pôr a culpa na família e atribuir à educação e aos valores transmitidos pela sociedade a culpa por seu procedimento. Diante desses fenômenos, a sociedade deve questionar-se sobre a responsabilidade dos meios de comunicação a respeito da toxicodependência quando apresentam mensagens ambíguas e contraditórias. É importante que cada um veja com olhos críticos as

mensagens difundidas pelos meios de comunicação e faça o que estiver ao seu alcance para combatê-las.

4.4. A vida do homem não pode se reduzir à `química

Superar o cientificismo moderno

206. Estamos num universo em que as pessoas têm cada vez menos a consciência de limites, e as descobertas tecnológicas e biológicas dão a entender que a resposta às expectativas humanas poderia encontrar-se especialmente na ordem dos meios biológicos e por meio de produtos químicos.

207. No pensamento contemporâneo, a maior parte dos problemas são postos em termos de política, economia, química, ciência, transformações biológicas e manipulações genéticas. Não se trata de opor-se à pesquisa científica, que manifesta a grandeza da razão humana, e muito menos de ignorar a contribuição dos medicamentos para curar doenças e aliviar a dor. A questão reside em perguntar-se sobre suas aplicações e, em certos casos, limitá-las em nome de princípios éticos, para o bem das pessoas e da sociedade. A ciência por vezes dá a entender que alguma coisa, pelo mero fato de ser realizável tecnicamente, seria humana e moralmente boa, e, pelo contrário, ficamos cada vez mais sensíveis aos efeitos negativos que certas aplicações científicas sobre o ser humano podem produzir.

Deve-se respeitar o homem na sua unidade e na sua integridade

208. Conquanto a existência do homem se baseie também em estruturas químicas, que é preciso salvaguardar para manter a vida em boas condições, e por vezes para levar ao homem prazer e bem-estar, convém recordar que o homem é um ser composto de corpo e espírito, que nenhuma visão puramente científica ou técnica pode explicar. A existência humana não pode ser fracionada em múltiplas intervenções químicas sem que se considere uma visão global do homem e da sua vida. Há quem pense que os produtos químicos podem proporcionar paz, alegria, satisfação ou felicidade, e confiam assim seu destino a uma dose habitual de substâncias químicas que deveriam ajudar a viver bem, a viver numa espécie de euforia ou a estar drogados para ultrapassar as inevitáveis provas da vida.

Preocupação pelo futuro do homem e da sociedade

209. Por seu lado, as biotecnologias progridem e, em muitos aspectos, as pesquisas e as aplicações que delas derivam podem colocar-se a serviço da vida, especialmente quando esta é estimada, respeitada e reconhecida em sua dignidade. Podem responder a determinadas necessidades e resolver certos problemas até agora insolúveis, mas sem negar a dignidade da pessoa humana e sem comprometer gravemente o futuro do interessado ou mesmo das gerações futuras, ou esgotar os recursos atuais por causa de uma exploração frenética dos bens da natureza. Quando as sociedades tomam consciência do sentido de sua história, procuram preservar seu futuro e preparar as gerações futuras, evitando deixar-lhes uma herança prejudicial. Acaso existe atualmente tal preocupação?

É preciso defender a vida

210. Uma visão do homem e da sociedade que se reduza ao momento presente, a necessidades químicas, a um individualismo excessivo, com uma espécie de ilusão da imortalidade, faz crer ao homem que pode gozar a vida sem preocupar-se com os outros, com o futuro e com a eternidade; tudo parece acontecer como se as dificuldades existenciais pudessem encontrar uma solução e uma resposta recorrendo a produtos que fizessem esquecer os problemas, acalmassem as inquietações e, em certo sentido, dessem a impressão de se viver uma vida quase perfeita, embora muito irreal. Nessa mesma lógica da busca do bem-estar, alguns sofrem por vezes a tentação de acabar com a própria vida ou com a dos outros, suprimindo-a já desde a concepção ou enveredando pelo suicídio, ou ajudando os outros a morrer, porque não se percebe ou se altera a grandeza do dom da vida. Desse modo, existe um vínculo entre o aborto, a eutanásia e a toxicodependência, três realidades que constituem outros tantos atos de morte.

Formar o homem integral

211. No uso de fármacos e de substâncias químicas, é preciso distinguir o que serve para curar do que contribui para criar o hábito de usar medicamentos ou produtos de grande toxicidade que não são indispensáveis para a vida da pessoa, o que constitui uma situação de droga. Estas últimas situações são um sinal da dificuldade de aceitar a própria existência e reconhecer seu sentido, muitas vezes por falta de um desenvolvimento da vida interior e de uma verdadeira estruturação da personalidade, que abrem caminho para a unificação do ser. Pode-se pensar que, nessas situações, a educação não conseguiu desempenhar plenamente seu papel ou que, por múltiplas razões, não levou a pessoa a uma formação profunda da razão e da vontade, e a uma vida construída sobre os princípios fundamentais da vida moral e espiritual.

* * *

212. A droga não é uma fatalidade nem se reduz ao problema da oferta e da procura; são numerosas as causas que fomentam o consumo de produtos estimulantes ou inibitórios. Assim, há fatores determinantes que favorecem o uso das drogas, em particular os que fragilizam as personalidades, como a falta de educação e certas condições sociais que não permitem aos jovens encontrar seu lugar na sociedade. A falta de educação na liberdade e na responsabilidade leva a procurar a dependência para ocultar uma vulnerabilidade pessoal.

Falta de uma verdadeira educação, raiz da dependência

213. A droga é sintoma de um mal-estar na vida, de uma busca de prazer que por vezes não se pode encontrar na vida diária e de uma sociedade desumana em seu funcionamento. Com freqüência, nossas sociedades "idolatram" os jovens e, ao mesmo tempo, desprezam-nos, porque não lhes oferecem uma educação coerente que os ajude a construir-se e a encontrar seu lugar, a descobrir o sentido da vida e uma esperança no futuro. O consumo de droga põe a descoberto as dificuldades da pessoa em enfrentar as frustrações inerentes à existência; é o barômetro do estado de uma sociedade.

214. A droga é a expressão de um sintoma duplo: o da aspiração de cada um à felicidade e ao prazer de viver; e o de problemas existenciais que alguns procuram aliviar recorrendo a narcóticos de diversos tipos.

capítulo

III

Chegar a ser livres

Dimensão espiritual da vida toda

215. Num mundo em que as dificuldades se tornam cada vez mais numerosas, em que a esperança no futuro é difícil, em que se tem a impressão de não se valer quase nada e de ser impotente perante os fenômenos da globalização, muitas pessoas, especialmente jovens, fazem a si mesmas com preocupação a pergunta: "O que farei de minha vida e como desenvolver as capacidades que ela tem?" O desemprego, os fracassos pessoais, escolares e familiares, as dificuldades no relacionamento, os conflitos de vizinhança, a violência urbana, o empobrecimento de uma parte da população são elementos — entre outros — que não favorecem a realização de uma existência pessoal, que não ajudam a abrir caminho nem a confiar em si mesmo e no futuro. A Igreja, na atenção que presta ao homem e em sua proposta de vida cristã e comunitária, ao anunciar Jesus Cristo e o Evangelho da salvação universal que só ele pode dar ao mundo, deseja fazer que cada homem de nosso tempo descubra a dimen-

são interior e espiritual de toda a vida, que lhe permita realizar-se, amadurecer, descobrir o sentido da vida, do amor, do sofrimento, para mudar seu olhar sobre seu destino, para fazê-lo vislumbrar a felicidade a que todo o homem é chamado e para permitir a esperança[1].

1. A dignidade e a integridade da pessoa humana

216. O conceito cristão de homem funda-se na revelação bíblica, a qual afirma que o ser humano foi criado à imagem e semelhança de Deus (cf. Gn 1). O homem participa da vida de Deus e recebe sua dignidade de pessoa humana como um dom. Precisamente por isso, como nos recorda João Paulo II, "nas faculdades intelectuais do homem, ou seja, em sua razão e em sua vontade, a reflexão filosófica e teológica viu um sinal privilegiado dessa afinidade com Deus. De fato, essas faculdades permitem ao homem conhecer o Senhor e estabelecer com ele uma relação de diálogo. São prerrogativas que fazem do ser humano uma pessoa. [...] Convém todavia precisar que o homem todo (e portanto não só sua alma espiritual, com a inteligência e a vontade livre, mas também seu corpo) participa da dignidade de 'imagem de Deus'". Com efeito, o corpo do homem "é corpo humano precisamente por ser animado pela alma espiritual, e a pessoa humana em sua totalidade é que está destinada a ser, no

1. Cf. *Lettera del Santo Padre Giovanni Paolo II agli anziani*, Città del Vaticano, 1º de outubro de 1999.

corpo de Cristo, templo do Espírito"[2]. "Não sabeis", escreve o Apóstolo, "que os vossos corpos são membros de Cristo? [...] Não pertenceis a vós mesmos [...]. Glorificai, portanto, a Deus no vosso corpo" (1Cor 6,15.19-20). Daqui deriva a exigência de respeito pelo próprio corpo, e também pelo corpo de outrem, particularmente quando sofre[3].

217. Precisamente por ser pessoa, o homem, entre todas as criaturas, está revestido de uma dignidade única. Cada homem tem sua própria razão de ser e jamais pode ser utilizado como simples meio para alcançar outras metas, nem sequer em nome do bem-estar e do progresso de toda a comunidade. Deus, ao criar o homem à sua imagem, quis fazê-lo participante de seu senhorio e de sua glória. Quando lhe entregou a missão de administrar toda a Criação, tomou em consideração sua inteligência criativa e sua liberdade responsável.

218. O Vaticano II, ao sondar o mistério do homem, abriu-nos, segundo as palavras de Cristo (cf. Jo 17,21-22), perspectivas inacessíveis à razão humana. Na Constituição *Gaudium et spes* referiu-se explicitamente a uma "certa semelhança entre a união das Pessoas divinas e a união dos filhos de Deus, na verdade e na caridade" (n. 24). Quando Deus olha para o homem, a primeira coisa que vê não são as obras que ele consegue fazer, mas sim a imagem de si mesmo; uma imagem que confere ao homem a capacidade de conhe-

---

2. *Catecismo da Igreja Católica*, 364.
3. Ibid., 1004.

cer e amar seu criador, de governar todas as criaturas terrenas e de servir-se delas para a glória de Deus (cf. ibid., n. 12). Por essa razão, "a Igreja reconhece em todos os homens a mesma dignidade e o mesmo valor fundamental, independentemente de qualquer outra consideração que derive das circunstâncias"[4].

219. Entre outros males, a droga contribui para destruir a integridade da pessoa. É também sintoma de uma profunda crise do sentido da vida. Faz que as pessoas permaneçam num estado de inquietação existencial, porque, sob a influência da droga, não encontram elementos que lhes permitam enfrentar os problemas que não deixam de surgir na vida e ultrapassar as crises inevitáveis (crises afetivas, esforços necessários, dificuldades nos relacionamentos, fracassos, doenças, lutos etc.). Em vez de encontrar recursos na vida espiritual, isto é, numa relação de amor com seu criador e num estilo de vida iluminado pela Palavra de Deus, e pontos de referência de ordem moral que permitam orientar seu proceder e escolher atos justos e conformes à dignidade humana, certas pessoas adotam o costume de recorrer à droga para experimentar o prazer, para esquecer ou para evitar a sensação de mal-estar. Ao usar a droga, procuram encontrar uma resposta para suas interrogações e uma satisfação de suas expectativas a partir de sensações ligadas à ingestão de produtos químicos, cujos efei-

---

4. JOÃO PAULO II, Discurso de 30 de novembro de 1996 aos participantes da XI Conferência Internacional organizada pelo Conselho Pontifício para a Pastoral no Campo da Saúde, *Dolentium Hominum. Église et santé dans le monde*, n. 34 (1997/1) 7-9.

tos não permitem, no indivíduo, um procedimento guiado pela razão e pela vontade. Como já dissemos — e voltaremos a falar dessa realidade —, a crise do sentido da vida é uma das causas do aumento do consumo da droga. Nem sempre se enfrentam as questões sobre o sentido da vida; este deixa certos adultos, e muito mais os jovens, desconcertados, especialmente durante as etapas de sua existência em que buscam palavras que os libertem, lhes abram o futuro e os convidem a entrar na esperança. Só o Evangelho nos abre o caminho da esperança em Deus, a partir da qual ganha todo o sentido a existência humana.

A Igreja defende os jovens

220. A droga é, sob muitos aspectos, um modo de fugir da existência, em vez de aceitá-la e ser o artífice da própria vida diária. Ao mesmo tempo, não permite ao homem realizar opções livres, fundadas nos valores humanos e morais fundamentais, porque entorpece a inteligência, o juízo, a vontade e os recursos para a ação. A verdadeira liberdade é fruto da educação, tanto em família como na escola e nos diversos movimentos de que os jovens podem participar. Como muitas outras instituições, a Igreja não pode permitir que os jovens arruínem sua própria pessoa e sua existência, inflijam graves danos à sua saúde e ponham em perigo a sua própria vida. Tampouco pode aceitar que os fenômenos da droga afetem e tornem dependentes um número cada vez maior de jovens. Não quer resignar-se a deixar que haja pessoas escravas de substâncias tóxicas. Juntamente com todos os homens de boa vontade, deseja encontrar soluções para o bem dos indivíduos e da sociedade inteira. Com sua ação

pastoral dirigida às pessoas e aos ambientes afetados pela droga, procura restituir-lhes sua dignidade e sua liberdade.

A responsabilidade pessoal

221. Em seus ensinamentos, o papa João Paulo II desenvolveu a idéia de que a droga tende a *escravizar* a pessoa, atenta contra sua dignidade e conduz a uma ausência de liberdade. Por sua vez, o cardeal Angelo Sodano, secretário de Estado de Sua Santidade, sublinhou-o vigorosamente por ocasião do Congresso Internacional sobre a Droga, celebrado no Vaticano em 1997: "O *Catecismo da Igreja Católica* recorda a todos os que se drogam ou sentem a tentação de fazê-lo que o uso da droga, 'exceto nos casos em que a ele se recorre por prescrições estritamente terapêuticas, é um pecado grave' (n. 2.291). Evidentemente não se quer pronunciar aqui um juízo sobre a responsabilidade subjetiva, já que muitos, uma vez que entram nesse círculo infernal da dependência, tornam-se, ao menos em parte, incapazes da opção radical necessária para sair dessa escravidão dramática. Mas o princípio moral, recordado sem atenuantes, não só é uma norma, mas também um auxílio oferecido à consciência para que retome vigor e coerência"[5]. E os que com a produção clandestina e o tráfico difundem as drogas são também gravemente culpáveis de práticas escandalosas. No que diz respeito aos toxicodependentes autênticos, embora exista uma responsabilidade inicial na ingestão de produtos tóxicos, é preciso considerar tam-

5. ANGELO SODANO, Discurso de abertura no seminário "Solidários pela vida", promovido pelo Conselho Pontifício para a Pastoral no Campo da Saúde (9 de outubro de 1997), *L'Osservatore Romano*, 11 out. 1997, 4.

bém que se tornam, ao menos em parte, incapazes da opção livre e voluntária que levaria a sair dessa dramática escravidão. Sua consciência e sua vontade ficam, por assim dizer, anestesiadas e anuladas.

222. A esse propósito, é importante recordar o "princípio moral" que convida a não atentar contra a própria integridade pessoal. Essa "norma" é um ponto de referência a partir do qual é possível refletir sobre si mesmo e avaliar o próprio procedimento, particularmente no campo da toxicodependência. É também um ponto de apoio para os educadores e os pastores, que indica em que perspectiva deverão atuar.

Compaixão sem cumplicidade

223. Com efeito, embora tenhamos uma atitude pastoral de acolhimento e compreensão em relação aos que se drogam e aos toxicodependentes, isso não quer dizer que a compaixão deva transformar-se em cumplicidade. Se tomamos a iniciativa de ir ao encontro das pessoas que se drogam, devemos fazê-lo com a preocupação pedagógica de lhes propor um estilo de vida mais autêntico e libertador. Portanto, não devemos esquecer que a pedagogia pastoral se baseia em princípios morais, em elementos que são fruto da sabedoria e da análise, realizadas ao longo dos séculos, da palavra do Evangelho e da tradição eclesial. Esses princípios antropológicos e morais tomados do Evangelho são o fundamento de nosso desenvolvimento pessoal e social. Não são, como dão a entender os defensores do subjetivismo, um limite imposto ao indivíduo e por vezes também ao direito de dispor de si mesmo. Pelo contrário, são um convite a levar a cabo uma reflexão e um discernimento para escolher o bem de acordo com critérios objetivos e com uma verdade transcendente, uma verdade sobre o homem que supera o próprio indivíduo[6].

A verdade para além do subjetivismo

224. Esses princípios estão destinados a ser fonte de civilização: em particular, o conceito de dignidade e integridade da pessoa humana, que a fé cristã contribuiu para aprofundar e valorizar. Quando são recusados, então são as sensações do momento que dominam e neutralizam o discernimento, o juízo e a vontade.

A vida humana é sagrada

225. A Igreja tem um conceito integral da pessoa humana e do valor de sua dignidade. De fato, "o homem é chamado a uma plenitude de vida que se estende muito para além das dimensões da sua existência, porque consiste na participação na própria vida de Deus. A sublimidade dessa vocação sobrenatural manifesta a grandeza e o valor precioso da vida humana. [...] Todo homem aberto sinceramente à verdade e ao bem pode, mesmo entre dificuldades e incertezas, com a luz da razão e com o secreto influxo da graça, chegar a reconhecer na lei natural escrita no coração (cf. Rm 2,14-15) o valor sagrado da vida humana desde o seu início até o seu termo, e afirmar o direito que todo ser humano tem de ver respeitado totalmente esse seu bem primário. A convivência humana e a própria comunidade política fundamentam-se no reconhecimento desse direito. [...] Por isso o homem, o homem

6. Cf. João Paulo II, Encíclica *Veritatis splendor*, 6 de agosto de 1993, n. 51-53, 54-64 e 71; ver também encíclica *Fides et Ratio*, 14 de setembro de 1998, sobre o papel da razão na procura da verdade, caps. II e III.

vivo, constitui o primeiro e fundamental caminho da Igreja"[7].

226. Entende-se a lei natural como a capacidade da inteligência humana de chegar progressivamente a descobrir e compreender as verdades morais objetivas e tudo o que há de comum e universal entre os homens, que fundam a dignidade e o respeito de todo ser e estão na origem dos atos humanos[8]. Formando a consciência, aprende-se a entender a lei natural e a pô-la em prática. O sentido moral é uma resposta ao dom de amor de Deus graças ao qual o homem vive[9].

2. Cuidar e estimular o sentido de responsabilidade

Maturidade significa responsabilidade

227. O toxicodependente precisa ser curado e acompanhado socialmente, e que se vele por sua dignidade de pessoa, por uma capacidade progressiva de tornar-se plenamente responsável por seus atos e livre interiormente, pela formação integral de seu ser, para que consiga uma certa maturidade, e por sua inserção numa rede de relações sociais. A responsabilidade por si mesmo e por seus atos é um sinal de maturidade e uma forma eminente de participar na vida social. Por vezes pode existir a tentação de uma falsa compaixão para com o drogado. Deseja-se estar tão perto dele e ser tão compreensivo com ele que se acaba por não manter a devida distância e não lhe apresentar exigências

7. João Paulo II, Encíclica *Evangelium vitae*, 25 de março de 1995, n. 2.
8. Cf. Tomás de Aquino, *Summa Theologica*, I-II, q. 6-17.
9. Cf. Ireneu de Lião, *Adversus Haereses*, 4, 20, 7.

reais, que seriam particularmente necessárias para o ajudar de verdade. Essa falsa compaixão corre precisamente o perigo de suprimir as exigências morais fundamentais e a responsabilidade do outro, o que impede qualquer progresso para a verdadeira liberdade e uma real autonomia. Em troca, considerar o outro em sua dignidade como sujeito responsável por vida convida-o a aceitar-se e a manter-se vivo.

2.1. *Práticas terapêuticas em harmonia com a dignidade da pessoa*

Conjugar reabilitação e autonomia

228. A consciência de si próprio, a liberdade, o exercício da vontade e a autonomia são realidades que a educação e a prevenção contra a toxicodependência nunca deveriam perder de vista. De fato, há por vezes modos de educar e medidas de prevenção ou reintegração contrários a uma autêntica educação e aos princípios morais. Alguns métodos são demasiado brutais ou assumem as práticas sectárias de um grupo totalmente isolado da sociedade, que se baseiam numa identificação com um líder, o qual, estabelecendo uma dependência afetiva excessiva, não permite uma maturação e uma autonomia progressiva da pessoa.

Recusar produtos de substituição

229. Outros métodos, ao propor uma solução fácil, são mais pragmáticos e apóiam-se unicamente na lógica da dependência de um produto sugerindo outro produto, chamado de substituição. Contudo, este último continua a ser uma droga, embora o processo se situe numa perspectiva terapêutica. Certamente, nessa perspectiva, pode-se procurar o recurso provisório a algumas substâncias para entrar numa lógica de desabituação de um produto de que o organismo já necessita; essa lógica permitirá também uma intervenção psicológica mais serena; mas, quando esse tratamento se generaliza e se estende também a formas leves de toxicodependência, já não se trata de uma terapia para libertar da toxicodependência, mas converte-se num modo, admitido social e medicamente, de ingerir produtos tóxicos. Permite-se à pessoa continuar sem problemas seu consumo, o que torna difícil encontrar o caminho para que, pouco a pouco, o toxicodependente saia da engrenagem em que caiu. É sempre importante perguntar-se se existem outros caminhos terapêuticos para que recupere a saúde física e psicológica e regresse a uma vida social normal, sem recorrer necessariamente a produtos de substituição.

Favorecer intervenções que libertem

230. Outras experiências consistem em controlar legalmente, em certos lugares, a comercialização das drogas, para poder controlar, de algum modo, sua difusão em certos círculos de pessoas mais expostas ao perigo, especialmente crianças e jovens. Essas experiências foram postas em prática com a finalidade de fazer que diminuam os delitos que certas pessoas cometem para conseguir dinheiro a fim de adquirir a droga. Mas essas experiências em geral acabam por fracassar e manifestam a ambivalência da sociedade perante o comércio e o uso da droga. Esta atitude junta-se ao problema da relação com a lei e com os limites, que já recordamos.

Fracasso de certas políticas de liberalização das drogas

231. Sem dúvida, estamos conscientes de que há formas de toxicodependência muito resistentes a todo tipo de intervenção, dependências que exi-

Processo gradual da desintoxicação

gem muita criatividade para ajudar as pessoas de modo que estas aceitem comprometer-se na via terapêutica que as possa levar à cura. Além disso, seria erro grave pensar que, no caso de uma toxicodependência associada a uma forma grave de depressão, a desabituação possa ser uma medida instantânea e decisiva; pelo contrário, pode levar a uma crise ainda mais grave, com conseqüências dramáticas, como o suicídio. Por isso, em casos muito particulares, coloca-se o problema da desintoxicação do indivíduo, que se há de enfrentar com cautela e por um período de tempo relativamente longo, com a ajuda de medicação e um apoio psicológico que ajudem o toxicodependente, em todos os aspectos, a libertar-se progressivamente da droga.

232. "A toxicodependência consiste na incapacidade de conservar um estado aceitável de bem-estar físico e mental sem o recurso à droga."[10] A toxicodependência é, portanto, uma doença causada por um desequilíbrio funcional, que encontra na droga o elemento que lhe devolve o equilíbrio. Quando esse elemento falta, verifica-se a crise de abstinência, com o seu dramático conjunto de sintomas que, sem os opiáceos ou outras drogas, pode levar à morte ou a uma grave perturbação psíquica. Nesse sentido, a toxicodependência não diverge das crises do diabético insulinodependente provocadas pela falta de insulina.

Acolher o doente toxicodependente

233. É verdade que, diferentemente desta última doença, a toxicodependência é amiúde imputável a uma vontade inicial, a uma aceitação de ris-

10. Definição dada pela Organização Mundial da Saúde, 1973.

co, a uma "falta" daquele que se vê afetado por ela, o que implica uma atenuação eventual da responsabilidade moral, ou inclusive uma fragilidade social do meio ambiente do indivíduo. Qualquer que seja a origem da doença, cujos fatores determinantes costumam ser múltiplos, isso não deve mudar a atitude de acolhimento benévolo e afetuoso da parte da pessoa que recebe o drogado, de sua família e de seu meio ambiente. É necessário escutar, curar e acompanhar social, humana, moral e espiritualmente o toxicodependente, considerando-o como pessoa e como doente que precisa de ajuda.

Curar em equipe dotada de competências diversas

234. A Igreja não pode deixar de apoiar programas que busquem, antes de mais nada, privilegiar uma ação destinada a libertar as pessoas do jugo da droga respeitando a sua dignidade. Ante a complexidade do problema que a toxicodependência representa, é evidente que são muitas as pessoas que devem participar no tratamento e que é sempre necessário aproveitar as possibilidades que um tratamento médico oferece e contar com a colaboração médico-psicológica, mas deve-se garantir que o indivíduo seja considerado o verdadeiro protagonista de sua cura e, assim, respeitar sua consciência, sua responsabilidade e sua dignidade.

2.2. Estimular o sentido de responsabilidade

235. Não podemos nos esquecer de que a droga, mesmo em pequenas quantidades, altera o uso da razão, da liberdade e da vontade. Por sua vez, a ação pastoral deve basear-se nessas diferentes dimensões do ser para realizar a prevenção e ajudar os toxicodependentes a modificar seu procedimento.

O uso das drogas é imoral

236. Do ponto de vista moral, o uso das drogas é ilícito, porque despreza a dignidade da pessoa. Mas essa referência moral não significa uma condenação da pessoa que usa a droga, o que a leva, quase sempre, a uma vida sem liberdade, condição de que gostaria de sair[11]. Por isso, a ação pastoral deve multiplicar sua energia para trabalhar pela libertação da pessoa e ajudá-la a sair das redes sociais da toxicodependência. De fato, o ambiente em que se encontram os toxicodependentes mantém-nos prisioneiros na engrenagem da toxicodependência.

Conduzir à renovação e à conversão

237. Os valores morais, ao contrário das leis civis, nunca têm por finalidade condenar a pessoa, mas sim encorajá-la a um senso de sua responsabilidade em relação com esses mesmos valores. Por meio de uma pedagogia da responsabilidade, é importante transmitir valores morais que indiquem o caminho do bem e sirvam para iluminar a consciência sobre a escolha dos comportamentos humanos. A sanção derivada da transgressão moral tem como objetivo contribuir para a renovação e a conversão da pessoa. Deus não quer a morte do pecador, mas que se converta (cf. Lc 5,29-32). A lei moral está a serviço do bem e da verdade. A moral cristã é a lei que permite a aprendizagem da liberdade enraizada numa relação de confiança em Deus e nos irmãos.

A autonomia e a lei moral

238. Precisamente por isso é essencial educar no sentido da responsabilidade. Contudo, estamos diante de uma noção que é interpretada de vários

11. Cf. Conselho Pontifício para a Pastoral no Campo da Saúde, *Carta degli operatori sanitari*, n. 94.

modos segundo as mentalidades de nosso tempo. Os sentidos das palavras "liberdade", "consciência", "autonomia", "responsabilidade" nem sempre são entendidos da mesma maneira. Em nome do individualismo atual, todas essas noções são compreendidas como um direito a dispor de si mesmo em todos os campos da existência. Desse modo, por vezes prevaleceu a reivindicação do "direito" a se drogar, e portanto do direito a ser curado das conseqüências das drogas. Evidentemente, nessa situação é preciso propor a cura e procurar a inserção social dos toxicodependentes, mas não em nome de um direito a se drogar.

A toxicodependência prejudica o bem comum

239. Reivindicar o direito a se drogar deliberadamente pode ser paradoxal, contrário ao espírito cívico e mesmo imoral, pois leva a uma certa forma de autodestruição e, ao mesmo tempo, sobrecarrega a sociedade com custos muito pesados. Não será racional nem justo pensar desse modo enquanto se puder evitar o consumo das drogas e, portanto, suas conseqüências. O direito a se drogar vai contra o bem comum. Se a sociedade aceita efetivamente essa reivindicação como um direito, coloca em xeque, em certo sentido, seu poder legislativo e judicial, bem como sua praxe e seu programa de ordem social e política, pois promulga leis para condescender com a toxicodependência.

Responsabilidade e valores

240. Na mentalidade atual, o sentido de responsabilidade pessoal e cívica é com freqüência interpretado como a possibilidade de agir unicamente de acordo com os próprios gostos e desejos, sem considerar outros aspectos. O chavão que justi-

fica essa atitude pode ser resumido na seguinte afirmação, que se ouve com muita freqüência: "Eu faço o que bem entendo, é problema meu". É verdade que cada um deve fazer suas próprias opções e arcar com as conseqüências, mas não do modo que se afirma nesse chavão, porque ele é o contrário da verdadeira responsabilidade pessoal, que consiste no exercício da razão e no juízo da própria consciência em favor do bem, respeitando a lei moral; cada um é chamado a ser responsável por si mesmo e pelas conseqüências de suas opções. A responsabilidade é sempre avaliada segundo o critério da lei moral, do bem, do bom e do verdadeiro, e não só em função de interesses individuais[12].

Educar na responsabilidade

241. Certamente, muitos dos nossos contemporâneos julgam que essa avaliação constitui um freio à liberdade e à espontaneidade de viver o momento presente e os desejos como se apresentam. Mas agir somente de maneira instintiva manifesta sobretudo uma atitude primária e compulsiva como resposta ao estímulo imediato de uma sensação ou de um impulso, sinal de que o indivíduo é totalmente escravo de seus desejos e do que nele é absolutamente incontrolável e irracional. Os educadores devem procurar formar nos jovens o sentido de responsabilidade e o juízo da razão, e exercitar sua vontade no sentido da exigência moral e da ascese no campo dos impulsos, para que a pessoa evite se deixar guiar pela parte emocional de seu ser, em detrimento da utilização sadia de sua inteligência e sua vontade. É abso-

12. Cf. *Veritatis splendor*, 74, 77, 78, 95-97.

lutamente necessário educar as pessoas no controle de seus desejos[13].

242. Curar o drogado e o toxicodependente e dar-lhes confiança estimulando-os ao sentido da responsabilidade é um modo de manifestar a estima que sentimos por eles. Esta atitude contrasta com a sensação de desestima que certos drogados alimentam dentro de si e a que podem ser conduzidos também por pessoas que os rodeiam. Trata-se de uma desestima que faz sofrer e manifesta uma falta de amor-próprio e um desprezo da própria imagem. Podemos olhar as pessoas que se drogam de maneira diversa: isso as ajuda a mudar sua imagem negativa e lhes permite começar a sair do isolamento em que se encontram.

Valorizar a pessoa

3. Libertar-se de comportamentos de morte

243. Alguns reivindicam como direito fundamental que se deve reconhecer a qualquer indivíduo poder dispor livremente de seu corpo, podendo chegar mesmo a destruir-se. Mas o corpo não é um simples objeto de que se possa dispor; faz parte do ser humano integral.

244. O direito de dispor do próprio corpo drogando-se, como afirmam alguns, não é legítimo. Pelo contrário, é expressão de uma profunda desordem, com freqüência mascarada pela resignação. Uma sociedade não pode deixar de promover a

Não se pode dispor do próprio corpo de modo absoluto

13. Cf. João Paulo II, Combater o pecado pessoal. Discurso na audiência geral de 25 de agosto de 1999, *L'Osservatore Romano* (ed. esp.: 27 ago. 1999, 3).

vida; deve ajudar cada um a ter razões para viver e ter esperança. A toxicodependência que invade cada vez mais a sociedade não é fruto da casualidade. A difusão da droga é o resultado de movimentos, de idéias que contribuíram para fazer da morte, em nome da liberdade de dispor de si mesmo, uma solução para problemas profundos das pessoas, como atesta o aumento de suicídios juvenis em certas sociedades.

Combater a indiferença

245. Por vezes, com grande condescendência da parte das pessoas e por ausência de diálogo, admite-se que os jovens possam drogar-se, preparando-se assim de forma lenta, mas inexorável, para abandonar a vida quase em meio à indiferença da sociedade inteira. Convém recordar, no entanto, que, como demonstram as pesquisas, a maioria dos jovens que usam substâncias psicoativas fazem-no para acalmar um estresse, uma ansiedade ou uma dificuldade de viver, sintomas que poderiam ser atenuados ou eliminados, em grande parte, se algumas pessoas e a sociedade inteira estivessem atentas às dificuldades pessoais e relacionais dos indivíduos, especialmente dos jovens. Deve a sociedade contentar-se com permanecer silenciosamente permissiva e sem proferir palavras significativas perante o drama da toxicodependência, que transtorna a vida de numerosos jovens e compromete seu próprio futuro?

Não enganar os jovens

246. A única perspectiva da existência que a sociedade oferece aos jovens que se drogam é "sanitária" e "higienista". A esse respeito organizam-se programas de prevenção e, ao mesmo tempo, dirige-se a eles uma mensagem ambígua: "Se você quiser, pode se drogar, pois sempre haverá alguém que cuidará de você". Esse raciocínio paradoxal expressa-se especialmente em discotecas, concertos e grandes concentrações, onde se encontram presentes equipes médicas que, graças a meios de associações humanitárias, explicam a natureza dos produtos, seus perigos e o uso mínimo que se pode fazer. Essa forma de intervenção é, sem dúvida, necessária quando com ela se quer prevenir os jovens dos perigos que correm e fazem os outros correr ao se drogarem. Mas é totalmente insuficiente e corre-se mesmo o risco de produzir efeitos contrários aos que se procuram, sobretudo porque tende a fazer crer aos jovens que essa assistência sanitária legitima a droga. Não se trata de demérito algum à dedicação das equipes médicas e sociais, mas ressalta a falta de educação integral e uma certa forma de permissividade por parte da sociedade.

Evitar o laxismo

247. É evidente que, quanto menos a sociedade intervém junto aos jovens para manifestar os limites inerentes à vida pessoal e social, tanto mais se estende o laxismo e se abre caminho ao consumo de drogas. Também é desconcertante verificar a passividade com que a sociedade permite que membros seus se matem envenenando-se. As legislações e as regulamentações são exigentes em matéria de segurança nas estradas, para fazer que se respeite o código de trânsito, evitando assim as mortes, mas as sociedades nem sempre têm a mesma vigilância em relação às drogas nas escolas, nos lugares públicos e de lazer, e por vezes até nas famílias. E, sem sombra de dúvida, as conseqüências que daí advêm são extremamente graves.

248. A esse respeito, reina uma condescendência que se pode atribuir pelo menos a três fatores.

Fé incondicional nos medicamentos

249. O primeiro fator é a atitude geral da sociedade que promove o uso de fármacos com o pretexto da assistência médica, para ajudar pessoas com dificuldades de viver melhor, mas sem resolver seus autênticos problemas. Desde a mais tenra idade, as crianças são testemunhas e, ao mesmo tempo, objeto dessas práticas. De fato — é preciso acentuar novamente —, quando certos pais e educadores não sabem como regular o procedimento de uma criança mediante o relacionamento educativo, consultam o médico para que lhes prescreva um calmante. Assim, a criança aprende muito depressa a enfrentar seus humores e emoções recorrendo a um medicamento, em vez de aprender a controlá-los por si mesma, graças a um processo educativo, com a ajuda de seus pais, de todo o ambiente familiar e social e dos adultos de seu meio. Com essa mentalidade de recorrer facilmente aos fármacos, na adolescência buscarão outros produtos para procurar regular seus sentimentos e as crises que atravessam, e para superar as inevitáveis dificuldades da vida, em vez de aprender a controlar seus afetos a partir dos elementos que a vida psíquica e a consciência moral oferecem.

Idealização ideológica da juventude

250. O segundo fator é a valorização excessiva dos jovens e da juventude como período da vida que a sociedade considera com freqüência pontos de referência. Converteram-se em modelos da sociedade contemporânea: a música, as séries de televisão e o modo de vestir específicos dos ado-

lescentes invadem o mundo dos adultos, que acabam por pensar, falar e vestir-se como nessa idade passageira da vida, na qual a personalidade é instável porque está em período de construção. A sociedade organiza-se em torno da juventude a ponto de se identificar cada vez mais, em seus costumes, com a idade infantil. Diante dessa situação, para chegar a uma verdadeira maturidade, os jovens não têm outro remédio senão identificar-se consigo mesmos, encontrando cada vez mais raramente no mundo dos adultos modelos de identificação estruturantes. Por isso, falta-lhes algo para envolver-se interiormente e inserir-se socialmente. Os adultos, então, já não podem ser considerados pontos de referência, nem intervir, nem, sobretudo, recordar as proibições necessárias perante as solicitações da droga. Não sendo mais nem modelos nem exemplo, não podem propor caminhos sadios de acesso a uma vida madura e equilibrada.

Desafiar a morte

251. Por último, o terceiro fator consiste em situar os jovens numa lógica de morte. Aqui não se trata de um desejo de morte a respeito da geração jovem, mas da incapacidade para protegê-la de comportamentos portadores de morte. Os jovens, em sua maioria, felizmente evitam transgredir certas regras, porque assimilaram certos valores morais ou porque não querem entristecer os pais e a família ou frustrá-los. Assim, seu proceder acha-se regulado pela estima que as pessoas que os rodeiam lhes manifestam, e pelo amor paciente, atento e cordial de seus pais e dos demais membros da família, especialmente nos períodos mais críticos de seu crescimento.

Isso lhes permite exercitar sua liberdade, experimentando que sua família é um ponto de referência essencial, que seus pais e a sociedade se interessam por eles e sofreriam perante a idéia de que lhes pudesse acontecer alguma desgraça. Desse modo, ganham confiança em si mesmos ao descobrir a confiança que os demais colocam neles.

Ambigüidades sobre o direito à vida

252. Pelo contrário, quando a sociedade transmite imagens ambíguas sobre a questão do direito de vida e de morte, direito que ela concede à criança por nascer, ao doente ou à pessoa idosa, alguns jovens podem inconscientemente considerar-se "sobreviventes" ou mesmo julgar que se encontram num ambiente que não respeita nem valoriza a vida, e que despreza a pessoa toda. Nesse caso, correm o risco de adotar comportamentos "mortíferos", como para assegurar-se e persuadir-se de que estão bem vivos, procurando experimentar intensas situações-limite. Assim, pode-se notar que certos jovens usam a droga, paradoxalmente, para dar-se conta de seu próprio ser e também para imitar sua própria exclusão da vida e beirar a morte. O escasso respeito pelo ser humano em diversas fases de sua existência, especialmente no início e no final da vida, e uma mentalidade generalizada pouco aberta ao valor da vida não impelem os jovens ao respeito de si próprios e de sua própria vida. A primeira tarefa consiste, por conseguinte, em desenvolver, de acordo com o convite de João Paulo II[14], uma cultura de vida pe-

14. *Evangelium vitae*, 2.

rante uma "cultura de morte" que está destruindo muitos pontos de referência moral.

4. A lei moral a serviço da vida

253. A desvalorização do sentido da vida, alimentada por concepções eugenistas da existência, explica sem dúvida a ambigüidade das sociedades em relação à toxicodependência dos jovens, que assim expressam, como um sintoma, seu mal-estar profundo. Desse modo, assiste-se a uma fuga para a droga, para o suicídio. A morte é com freqüência considerada uma solução normal para uma pessoa que atravessa sérias dificuldades. Também pode suceder que os jovens considerem o suicídio um pretenso ato de valor ou heróico. Os adultos deveriam educá-los para o sentido da verdadeira coragem, para travar a batalha da existência e enfrentar as dificuldades da vida, que podem ser resolvidas sem recorrer a um ato que provoca a morte.

4.1. Saber dizer "não" para chegar a ser livres

Educar para a renúncia

254. Na educação, um dos primeiros elementos que os pais costumam experimentar com a criança é dizer-lhe "não" para marcar uma fronteira quando se expõe perigosamente a riscos excessivos ou quando ultrapassa limites que poderão causar-lhe dano. A criança fica tranqüila, consciente ou inconscientemente, por saber que há proibições que não deve transgredir; assim pode compreender o espaço no qual está convidada a se mover, construir sua vida moral com base num certo número de proibições fundamentais e

descobrir melhor a liberdade que lhe corresponde. Muitos adultos receiam proibir, para não travar a espontaneidade da criança, mas na realidade impedem-na de chegar a ser verdadeiramente livre. Não se trata, obviamente, de subjugar a criança nem de adotar atitudes rígidas e arbitrárias, mas de guiá-la para que tome consciência das normas morais e estimulá-la para o sentido justo e autêntico da liberdade humana.

Transmitir o sentido do limite

255. "Já neste sentido os preceitos morais negativos têm uma função positiva importantíssima: o 'não' que exigem incondicionalmente aponta o limite intransponível abaixo do qual o homem livre não pode descer e, simultaneamente, indica o mínimo que ele deve respeitar e do qual deve partir para pronunciar inumeráveis 'sins', capazes de cobrir progressivamente *todo o horizonte do bem* (cf. Mt 5,48). Os mandamentos, de modo particular os preceitos morais negativos, são o início e a primeira etapa necessária do caminho da liberdade."[15] Quando uma pessoa não assumiu o sentido dos limites e não sabe dizer "não", freqüentemente para ela torna-se difícil dizer "sim".

256. No âmbito moral, é muito importante que a criança compreenda que não deve atentar contra a sua integridade e que deve cuidar de sua saúde. As campanhas de prevenção unicamente "sanitárias" são manifestamente insuficientes para lutar contra o fenômeno da droga. A prevenção é chamada não só a ressaltar os efeitos da droga sobre a saúde e sobre o vínculo social, mas tam-

15. Ibid., 75.

bém deve ter como objetivo o procedimento da pessoa na esfera moral e espiritual.

4.2. A proibição de atentar contra si mesmo e contra os outros

257. Embora a sociedade deva recordar sem cessar a proibição de certo número de procedimentos delituosos, é preciso dar-se conta de que poucas crianças e jovens ouvem que é proibido drogar-se, apesar da repressão policial contra os traficantes, os vendedores de droga e os toxicodependentes. As séries de televisão e os desenhos animados que alimentam a imaginação dos adolescentes apresentam com freqüência dramas em que abundam os seqüestros, as drogas, os suicídios, os homicídios e os assassinatos. Os delinqüentes e os criminosos dessas séries são "heróis" que atuam juntamente com a polícia, único e último baluarte que protege os indivíduos e a sociedade da loucura destrutiva.

Apresentar os valores tais como são

258. No entanto, os valores morais raramente são apresentados aos jovens como fundamentais. Com muita freqüência os pais, os educadores, os professores e os adultos em geral não sabem situar seu papel perante as crianças. Adultos e crianças são considerados no mesmo nível, ao passo que os mais jovens têm ainda necessidade de aprender, em contato com os mais velhos, a saber comportar-se na vida e a respeitar as exigências essenciais na vida pessoal e social. Muitos pais e educadores pensam que a criança pode descobrir sozinha essas exigências ou que "outros adultos" as transmitirão a ela. Desse modo, um número notável de jovens encontra cada vez

menos adultos que sejam para eles pontos de referência, com quem possam estabelecer relações educativas estruturantes e construtivas.

Amar a vida

259. "O mandamento 'não matarás' estabelece, pois, o ponto de partida de um caminho de verdadeira liberdade", escreve João Paulo II, "que nos leva a promover ativamente a vida e a desenvolver determinadas atitudes e comportamentos a seu serviço. [...] O mandamento 'não matarás', inclusive em seus conteúdos mais positivos de respeito, amor e promoção da vida humana, vincula todo o homem. De fato, ressoa na consciência moral de cada um como um eco irreprimível da aliança primordial de Deus criador com o homem; todos podem conhecê-lo pela luz da razão e observá-lo pela obra misteriosa do Espírito, o qual, soprando onde quer (cf. Jo 3,8), atinge e inspira todo homem que vive neste mundo"[16].

Restabelecer o sentido espiritual da vida

260. É preciso dar-se conta de que a difusão e o uso da droga se desenvolveram entre os jovens, entre outras causas, à medida que a educação moral e religiosa foi relativamente sendo abandonada e que a sociedade foi tomando cada vez menos em conta as dimensões espiritual e moral da existência, chegando mesmo por vezes a negar os fundamentos religiosos e espirituais de sua tradição.

Não tendo por motivação senão suas paixões, o homem sente-se infeliz

261. Por isso, em certo sentido, a droga converteu-se num elemento revelador de uma sociedade que, em vez de propor os valores da vida, estimula a evasão para um estado de indolência tão agradá-

16. Ibid., 76-77.

vel quanto ilusório que se pode obter graças aos entorpecentes. A falsa alegria de viver faz que o indivíduo passe da curiosidade de experimentar um produto novo para a engrenagem da toxicodependência, da qual é difícil sair. Contudo, é preciso afirmar, com voz alta e forte, que a droga não contribui para o bem-estar da pessoa nem resolverá nunca, nem a curto nem a longo prazo, as dificuldades, quaisquer que elas sejam. Seguindo os seus impulsos, o indivíduo permanece e permanecerá sempre infeliz. Cada um está chamado a encontrar um modo de viver positivo, fundado em seus recursos interiores e em sua vida relacional.

4.3. A lei civil obscurece a lei moral

Combater o relativismo ético

262. Amar e aceitar a própria vida aprendendo a ser livre depende antes de mais nada de um conhecimento das verdades que são o fundamento dos valores da vida. "Na base desses valores não podem estar 'maiorias' de opinião provisórias e mutáveis, mas só o reconhecimento de uma lei moral objetiva que, enquanto 'lei natural' inscrita no coração do homem, seja ponto de referência normativo para a própria lei civil. [...] É certo que a história registra casos de crimes cometidos em nome da 'verdade'. Mas crimes não menos graves e negações radicais da liberdade foram também cometidos e continuam a sê-lo em nome do 'relativismo ético'."[17] O "relativismo ético" impele os indivíduos a reivindicar uma "autonomia moral em suas opções" que não se funda em princípios morais, mas em desejos total-

17. Ibid., 70.

mente subjetivos, e a reclamar, em nome da liberdade pessoal, direitos específicos reconhecidos e protegidos por lei. "Desse modo, a responsabilidade da pessoa é confiada à lei civil, com a abdicação da própria consciência moral, pelo menos no âmbito da ação pública."[18]

As leis substituem a consciência

263. A difusão da droga e seu consumo apóiam-se nesse "relativismo ético", bem como na débil formação da consciência moral e de seu exercício. Hoje é preciso reconhecer que a lei civil e também certos hábitos muito difundidos transformam-se no equivalente da lei moral ou mesmo a substituem; o procedimento de muitas pessoas chega a ser então a norma, independentemente do critério de conformidade com o bem, critério que leva a uma espécie de abdicação da consciência moral. Julgar que a lei civil e as atitudes generalizadas podem substituir a lei moral não favorece a consecução de um sentido moral real. Na medida em que a lei civil está em harmonia com a lei moral, as pessoas são convidadas a convencer-se de que tanto as leis civis como os comportamentos humanos devem ser regulados de acordo com os valores morais.

Também a lei deve fundar-se nos valores morais

264. Dito de outra maneira, como sublinha com vigor João Paulo II em sua encíclica *Evangelium vitae*, a lei civil não possui automaticamente um caráter moral; isso depende dos valores que encarna ou promove. É um meio, ao passo que os valores morais devem ser buscados como o fundamento de todos os atos humanos e das regras sociais, como "a dignidade de cada pessoa humana, o

18. Ibid., 69.

respeito de seus direitos invioláveis e inalienáveis, tal como considerar o 'bem comum' como fim e critério regulador da vida política. [...] A função da lei civil consiste em garantir uma convivência social ordenada pela verdadeira justiça. [...] Precisamente por isso, a lei civil deve assegurar a todos os membros da sociedade o respeito de alguns direitos fundamentais, que pertencem por natureza à pessoa e que qualquer lei positiva tem de reconhecer e garantir"[19]. Por esse motivo, "em nenhum âmbito da vida a lei civil pode substituir a consciência nem ditar normas que excedam sua competência"[20], que consiste em assegurar o bem comum das pessoas com o reconhecimento e a defesa de seus direitos fundamentais, a promoção da paz e da moralidade pública[21].

265. A droga coloca em perigo a integridade e a vida de qualquer pessoa, a começar pelos mais jovens, que consomem entorpecentes com uma certa "inocência". A sociedade deve proteger os jovens de si próprios, de sua fragilidade psicológica e, por vezes, de sua falta de formação moral.

4.4. A aposta das expectativas é também espiritual

266. Mas para entrar numa perspectiva moral é preciso recordar a importância e o valor de uma abordagem espiritual, a partir da qual é possível realizar a própria procura em profundidade,

---

19. Ibid., 70-71.

20. Congregação para a Doutrina da Fé, Instrução *Donum vitae*, III, 22 de fevereiro de 1987, *AAS* 80 (1988) 98.

21. Cf. Concílio Ecumênico Vaticano II, Declaração sobre a liberdade religiosa *Dignitatis humanae*, 7.

em vez de cair em prazeres superficiais, que não levam à felicidade.

O horizonte da vida eterna

267. A história bíblica revela-nos que Deus se aproxima de nós, que nos chama a viver em comunhão com ele e nos abre à esperança da vida eterna. O Deus que Jesus Cristo nos revela não é feito por mãos humanas nem é resultado da imaginação do espírito humano. Ele nos chama à vida e liberta-nos dos terrores obscuros e do medo de sermos objeto de influências nefastas. A atuação da mensagem do Evangelho permite-nos realizar plenamente nossa humanidade e levar uma existência reta e bela. Aprofundá-la permite também descobrir os valores que participam na organização progressiva da sociedade, fundada no respeito incondicional à dignidade da pessoa.

Procurar Deus

268. Entrar numa perspectiva espiritual significa ter percebido a possibilidade de uma abertura ao futuro e à esperança de uma felicidade verdadeira que não tem fim. A perspectiva espiritual impele-nos a procurar Deus e, com Santo Agostinho, poderíamos dizer: "Vós estáveis dentro de mim, e eu estava fora de mim mesmo! E eu procurava-vos fora de mim"[22]. A crise da vida interior que caracteriza a geração atual pode ser explicada pela falta de transmissão de um ideal de vida para construir-se pessoalmente e para ocupar o próprio lugar na sociedade.

Descobrir Cristo

269. O Evangelho é a fonte e o fundamento dos valores da vida. Descobrir Cristo significa precisamente descobrir a vida. Cristo revela-nos que

22. AGOSTINHO, *Confissões*, Livro X, 27, 38.

Deus nos ama e que nossa resposta a esse amor deve acontecer na vida diária. A vida pode tornar-se difícil e por vezes dura, mas é necessário procurar responder querendo sempre o que é justo e verdadeiro. É a pergunta que já colocava o jovem rico: "Que devo fazer para alcançar a vida eterna?" (Mt 19,16). Na resposta a essa pergunta reside a verdadeira felicidade. A justiça, a verdade, o bem e o amor verdadeiro são os critérios mais importantes da valorização moral dos atos humanos. A perspectiva espiritual apóia-se na aceitação da graça e na vontade de comprometer-se na vida fundando-se numa relação com Cristo Salvador.

A catequese, lugar de uma formação humana e moral

270. Nessa perspectiva, a catequese deve preocupar-se em formar a inteligência cristã dos jovens para que possam encontrar na Sagrada Escritura e na intimidade com Deus os elementos necessários para alimentar e desenvolver sua vida interior. Deve também ser a ocasião de uma verdadeira educação humana e moral, promovendo uma clara transmissão dos valores fundamentais. Por isso, a vida espiritual permite situar a própria vida terrena na perspectiva da esperança da vida eterna, que mostra o sentido último de toda vida. A flagrante falta de ensino sobre a vida eterna não leva a viver plenamente o tempo presente e a reconhecer a grandeza da vida, de toda vida.

Os valores morais têm o fundamento em Deus

271. É importante ajudar a descobrir o rosto de Cristo, o qual nos dá sua palavra, fonte de vida: "Aquele que beber da água que eu vou dar jamais terá sede, e a água que eu vou dar vai tornar-se dentro dele uma fonte de água que jorra para a vida eterna" (Jo 4,14). Deus revela também que o ho-

mem está destinado à vida: "Deus não fez a morte nem se alegra com a perdição dos seres vivos; Deus criou tudo para a existência [...] Deus criou o homem para ser incorruptível e fê-lo à imagem de sua própria natureza" (Sb 1,13-14; 2,23-24). Cristo convida-nos a segui-lo porque quer libertar-nos do medo e do sofrimento que impedem de viver; sofrimento e medo de viver que se encontram no procedimento das pessoas marcadas pela toxicodependência. Os valores morais mergulham suas raízes profundas numa relação confiante em Deus Pai, Filho e Espírito Santo. As bem-aventuranças (cf. Mt 5,1-12) são sua tradução mais perfeita.

272. "Na precariedade da vida humana", escreve João Paulo II, "Jesus realiza plenamente o sentido da vida. A experiência do povo da Aliança renova-se em todos os 'pobres' que encontram Jesus de Nazaré. Como Deus, 'amante da vida' (cf. Sb 11,26), já tinha tranqüilizado Israel em meio aos perigos, assim agora o Filho de Deus anuncia, a quantos se sentem ameaçados e limitados na própria existência, que a sua vida é um bem, ao qual o amor do Pai dá sentido e valor. [...] Os que se sentem particularmente interpelados pela pregação e pela ação de Jesus são os 'pobres'. As multidões de doentes e marginalizados, que o seguem e procuram (cf. Mt 4,23-25), encontram em sua palavra e em seus gestos a revelação do valor imenso de suas vidas, e de quão fundados são seus anseios de salvação. [...]

273. "Progressivamente, a Revelação leva a descobrir com maior clareza o germe de vida imortal colo-

cado pelo Criador no coração dos homens: 'Ele fez tudo apropriado para cada tempo; também colocou o senso da eternidade no coração do homem' (Ecl 3,11). Esse *germe de totalidade e plenitude* espera manifestar-se no amor, e realizar-se, por dom gratuito de Deus, na participação em sua vida eterna"[23]. Deus está assim presente na busca da felicidade que impele o homem a avançar pelo caminho da vida.

5. A confusão entre prazer e felicidade

274. Como já afirmamos em várias ocasiões, o drogado usa produtos ou entorpecentes com o fim de alcançar prazer e uma felicidade ilusórios, antes de mais nada para tranqüilizar a si mesmo. Mas será que se pode falar de prazer e felicidade?

5.1. As diferentes interpretações do sentido da felicidade

Definições de felicidade

275. O sentido da palavra "felicidade" variou com muita freqüência segundo os períodos da história e as culturas. Podemos mencionar algumas das idéias sobre a felicidade.

276. 1) A felicidade foi interpretada por vezes como a busca do mito da idade de ouro, idealizando o passado, que teria sido melhor que o tempo presente.

277. 2) A felicidade foi vista também como a valorização da natureza (até o ponto de divinizá-la), da vida campestre e bucólica, como reação perante um mundo industrial e tecnológico.

23. Cf. *Evangelium vitae*, 32.

278. 3) A felicidade foi concebida por vezes como o fato de alguém estar em harmonia consigo mesmo e com o cosmo. Não dependeria de um vínculo pessoal entre Deus e o homem, de determinações da consciência individual, mas de uma relação imutável entre o homem e o mundo.

279. 4) A felicidade, para outros, seria o êxito do comércio entre os homens. Os negócios prósperos, a multiplicação das riquezas e a posse de muitos bens assegurariam a cada um uma existência "feliz".

280. 5) A felicidade deveria ser também o objetivo da política e de um sistema de governo, que incluiriam na lei tudo o que se relaciona com a felicidade atual dos homens.

281. 6) O indivíduo encontraria simplesmente a felicidade na força dos sentimentos e das sensações. O interesse pela vida resumir-se-ia a experimentar sensações agradáveis, e quanto mais intensas fossem, tanto mais felizes seríamos.

Confusão entre bem-estar material e felicidade

282. Na maioria dessas definições, a felicidade costuma ser confundida com bem-estar econômico, social e político, e também com a ausência de tensões ou conflitos com a natureza ou na vida psíquica, ou mesmo com uma forma de unidade da pessoa. A concepção cristã da felicidade situa-se noutra perspectiva, pois depende da relação entre Deus e o homem, da vida eterna à qual estamos destinados.

5.2. Sentido espiritual do prazer e da felicidade

O verdadeiro prazer é algo mais que uma mera sensação

283. O prazer é com freqüência apresentado unicamente em seus aspectos físicos e psicológicos, como a legítima satisfação da vida afetiva por

meio de emoções agradáveis, ao passo que existe também um sentido moral na pessoa que procura viver em harmonia com os valores fundamentais da vida. Portanto, o prazer não é só uma sensação que se experimenta ou se sente[24]. Quando buscado unicamente por si mesmo, geralmente produz insatisfação e empobrecimento, porque a pessoa volta-se para si mesma. O prazer verdadeiro é o que se experimenta como resultado do dom de si, que chega a recompensar gratuitamente a pessoa que se entrega[25].

Para os cristãos a felicidade é a vida em comunhão com Deus

284. A respeito da felicidade, convém repeti-lo, costuma-se confundi-la freqüentemente com o bem-estar físico, psicológico ou material. Na concepção cristã, a felicidade encontra sua fonte em Cristo, que veio revelar-nos o Pai e trazer-nos a salvação, o anúncio de "uma grande alegria, que será para todo o povo" (Lc 2,10). Também é a meta da existência humana, o fim último, a vida eterna prometida por Cristo, que representa, juntamente com as bem-aventuranças (cf. Mt 5,12), o começo de seu ensinamento[26]. Todo homem busca a felicidade. "Em todos os homens se encontra esta mesma vontade de encontrar e possuir a felicidade."[27] A felicidade verdadeira está na posse de todos os bens[28], que só se realiza em

24. Seria útil ver TOMÁS DE AQUINO, *Summa Theologica*, I-II, q. 31-34, onde o tema do prazer é tratado com amplitude.

25. *O êxtase de Santa Teresa de Ávila*, obra de Bernini, que se encontra na igreja de Santa Maria da Vitória, em Roma.

26. Cf. TOMÁS DE AQUINO, *Summa Theologica*, I-II, q. 15; também as palavras de AGOSTINHO DE HIPONA nas *Confissões*: "Fizestes-nos para vós, Senhor, e o nosso coração permanece inquieto enquanto não repousa em vós"; cf. também ID., *De Sermone Domini in monte*, I.

27. AGOSTINHO, *De Trinitate*, II, 13.

28. Cf. BOÉCIO, *De consolatione philosophiae*, 3, 2.

Deus, porque "ninguém é bom, senão Deus" (Mc 10,18). Foi a resposta que Jesus deu ao jovem rico (cf. Mt 19,16), o qual lhe perguntou o que devia "fazer de bom para alcançar a vida eterna".

285. O papa João Paulo II, comentando esse passo do Evangelho, afirma: "De fato, interrogar-se sobre o bem significa, afinal, dirigir-se a Deus, que é plenitude da bondade. Jesus mostra que a pergunta do jovem é, na realidade, uma pergunta religiosa e que a bondade, que atrai e ao mesmo tempo vincula o homem, tem sua força em Deus, ou melhor, é o próprio Deus: o Único que é digno de ser amado 'com todo o coração, com toda a alma e com toda a mente' (cf. Mt 22,37). Aquele que é a fonte da felicidade do homem. Jesus relaciona a questão da ação moralmente boa com as suas raízes religiosas, com o conhecimento de Deus, bondade única, plenitude da vida, termo último do agir humano, felicidade perfeita"[29].

Prazer e felicidade: características da vida moral

286. Tanto o prazer como a felicidade são, na fé cristã, duas realidades da vida moral e espiritual, experiências fugazes e limitadas em comparação com o que será a felicidade eterna. Há um prazer ao fazer o bem, e uma felicidade ao viver em harmonia com o que é verdadeiro e justo quando a razão humana se inspira na Sabedoria divina. Obviamente, é preciso saber reconhecer que certas pessoas vivem situações em contradição com os valores do Evangelho e o fim último da existência. Cabe aos pastores saber o que entra no campo da finitude humana, isto é, dos limites do próprio indivíduo, e o que entra no campo do pecado.

29. *Veritatis splendor*, 9.

287. Assim, os pastores poderão proporcionar pontos de referência aos que, feridos pela vida, buscam Deus e caminham em sua história pessoal segundo "a lei da gradualidade"[30] para converter-se e entrar na "realidade da redenção de Cristo. Cristo redimiu-nos! Isto significa que ele nos deu a possibilidade de realizar toda a verdade do nosso ser; libertou a nossa liberdade do domínio da concupiscência"[31]. A moral cristã tende a alegrar o coração do homem; não é uma moral de abatimento nem uma moral dramática; é uma moral da felicidade, que implica um certo número de exigências. Fundamenta-se no amor de Deus, num amor que dá a vida e é mais forte que o pecado; este, pelo contrário, é uma recusa de Deus, uma negação da dignidade da pessoa.

Moral cristã: a moral do amor

288. Na lei recebida de Deus, "o amor e a verdade" encontram-se e assim revelam a objetividade da lei moral e da justa abertura "à misericórdia de Deus para com o pecador que se converte, e à compreensão da fraqueza humana"[32]. Desde a noite dos tempos, embora de modos certamente diferentes, o homem sempre compreendeu que seu destino era conseguir amar e experimentar a felicidade, mas ao mesmo tempo deu-se conta de que não o conseguia totalmente. Fosse qual fosse a cultura, e fosse qual fosse a modalidade de expressão, o homem sempre procurou uma vida plena, a plenitude do amor.

A lei do amor

289. A realização mais perfeita das relações pessoais pode ser expressa muito simplesmente com as

30. Ibid., 102-105.
31. Ibid., 103.
32. Ibid., 104.

afirmações bíblicas: "Amarás ao Senhor teu Deus com todo o teu coração, com toda a tua alma e com todas as tuas forças" (Dt 6,5) e "amarás ao teu próximo como a ti mesmo" (Lv 19,18), citadas por Jesus quando um fariseu lhe perguntou qual era o maior dos mandamentos: "'Mestre, qual é o maior mandamento da Lei?' Ele disse-lhe: 'Amarás ao Senhor teu Deus com todo o teu coração, com toda a tua alma e com todo o teu entendimento. Este é o maior e o primeiro mandamento. O segundo é semelhante a este: Amarás ao teu próximo como a ti mesmo'" (Mt 22,37-39). É interessante notar que o amor a si mesmo é equiparado ao amor a Deus e aos irmãos, como se fossem três formas de amor inseparáveis entre si.

290. Jesus Cristo também revelou que nosso amor é na realidade uma resposta ao amor primeiro de Deus, fonte de todo amor e de toda vida. O homem que se souber amado por Deus Amor já não viverá da mesma maneira e pedirá ao próprio Deus a graça de ajudá-lo a amar melhor na justiça e na verdade. Com a força dessa convicção, poderá dizer com o apóstolo Paulo: "Estou convencido de que nem a morte nem a vida, nem os anjos nem os principados, nem o presente nem o futuro, nem os poderes nem as forças das alturas ou das profundidades, nem qualquer outra criatura, nada nos poderá separar do amor de Deus, manifestado em Jesus Cristo, nosso Senhor" (Rm 8,38-39). Por si mesmo, o homem não pode realizar esse amor, pelo contrário, trata-se de acolhê-lo e receber sua graça por meio da pessoa de Jesus, que deu sua vida

na cruz pelos que ama. A busca do prazer e da felicidade encontra todo o seu sentido no amor de Deus e na relação com ele. No entanto, continua em aberto a questão de saber como compreender a busca do prazer e da felicidade entre os nossos contemporâneos.

5.3 Confusão entre sensações fortes e felicidade

O uso das drogas dá a ilusão de bem-estar

291. No nosso tempo, o ideal que os meios de comunicação transmitem consiste em sentir-se confortável e bem no próprio corpo, trabalhar sem cansaço e viver num clima despreocupado; o uso de drogas é freqüentemente encarado nessa perspectiva. Daí derivam certas formas aparentes de desenvoltura, que se reconhecem nos jovens por ocasião dos frenesis festivos das noites de sábado, nos quais se buscam unicamente sensações momentâneas e passageiras; esse procedimento mostra pelo contrário apatia e uma espécie de passividade perante a vida para evadir-se melhor dela. As drogas são procuradas com o objetivo de libertar-se das dificuldades e preocupações da vida, de fazer "vibrar" o indivíduo e permitir que faça experiências sensoriais e alucinatórias. Os lugares noturnos e as *rave parties*, nas quais se reúnem numerosíssimos jovens e onde se vendem drogas como o *ecstasy*, a cocaína, as anfetaminas e diferentes misturas de produtos muito tóxicos, transformaram-se em lugares nos quais se buscam emoções pessoais e relacionais, até o esgotamento físico e psíquico.

O prazer como retraimento egoísta

292. É como se a busca do prazer só pudesse se realizar no esgotamento físico e no esgotamento intelectual. A ordem da felicidade parece reduzir-se ao fato de experimentar sensações fortes e violentas. Num clima de grande tolerância e de exaltação do corpo, compreende-se que a busca do prazer e da felicidade se deva concretizar antes de mais nada e sobretudo em experiências corporais que, em seguida, conduzem a uma grande decepção. Isso leva também a pessoa a fechar-se em si mesma e a isolar-se de todas as redes de relacionamentos, para buscar apenas em si o prazer.

5.4. A fuga às limitações e aos sofrimentos

O desejo do homem é satisfeito por Cristo

293. Certas pessoas tendem a deixar-se guiar por seus desejos, que, segundo acham, deveriam ser satisfeitos permanentemente, com a esperança de que por fim sejam completamente satisfeitos. O desejo é insaciável, e o homem só pode viver aceitando enfrentar o sentido da privação inerente à sua condição e que, no entanto, procura negar com a posse de bens e riquezas — de resto, necessários e legítimos — ou com o gozo que consigo traz a cessação dos desejos. À sua maneira, o drogado procura compensar esse sentido de privação, e não surpreende que a droga exerça uma certa fascinação sobre os jovens, porque assim podem experimentar uma sensação de onipotência. A perfeição da vida cristã, pelo contrário, consiste em abandonar o que se possui para seguir a Cristo. "Se queres ser perfeito", diz Jesus ao jovem rico, "vai, vende tudo o que tens, dá o dinheiro aos pobres e terás um tesouro no Céu. Depois vem e segue-me" (Mt 19,21-22). A vida não chega a ser plenitude sem uma parte de renúncia, que pode fazer sofrer mais ou menos. Certas pessoas têm medo de sofrer e por isso

procuram responder imediatamente a todos os desejos que se lhes apresentam.

5.5. Exaltar o prazer para eliminar melhor os desejos

294. Aí estão o paradoxo e a contradição existentes no âmago da personalidade do toxicodependente: acentuar o prazer a todo custo e, ao mesmo tempo, libertar-se dos próprios desejos. Precisamente quando quer encontrar os prazeres da vida, o drogado passa seu tempo a destruí-los; o prazer é procurado para extinguir o desejo e o próprio prazer. Por esse motivo, o drogado é capaz de se determinar propósitos, mas é incapaz de cumpri-los, embora afirme que é a última vez que usa uma droga e que depois vai renunciar a ela. É nesse preciso momento que se encontra o engano, ao julgar que, uma vez consumido o produto, seu "desejo" da droga terá desaparecido definitivamente. Expressa bem o impulso inconsciente que o anima: não estar mais submetido à pressão de seus desejos e ver-se livre deles graças ao prazer. O prazer que provém da droga é muito mais doentio e leva ao desprezo do corpo, que arruína e destrói sob a ação dos produtos tóxicos.

O prazer exagerado destrói o desejo

295. Por conseguinte, a felicidade e o prazer não se encontram na droga. Esta, pelo contrário, converteu-se no "ópio da felicidade". Os produtos tóxicos não trazem a paz procurada e esperada; ao contrário, a droga alimenta a insegurança e a perda da liberdade na pessoa.

Droga, ópio da felicidade

5.6. Desejar: é sempre saber esperar

296. O toxicodependente tende a negar a função dos desejos, querendo realizá-los tal como se

Prazer, fruto de uma vida relacional

apresentam e imediatamente. Acolhem-se então formas de prazer fácil e instantâneo, procurado por si mesmo. Não se trata de esperar um bem como prazer no futuro e esperá-lo passivamente numa frustração contínua — a espera seria desumana. Se os prazeres da vida brotam de relações justas e verdadeiras com os outros e com as realidades, sabemos, à luz da fé cristã, que no presente nos preparamos para viver a bem-aventurança derradeira em comunhão com Cristo. As satisfações e as gratificações do mundo atual são provisórias em comparação com os bens que nos esperam na vida eterna. Por esse motivo, o cristão está orientado para o futuro sem esquecer o presente, porque sabe, graças à fé, que a vida eterna se prepara cada dia mediante a procura de atos moralmente bons. O amor de Deus, que ele aceita receber, dá-lhe essa esperança.

O desejo dilata o espaço interior

297. A fé cristã leva a sério os desejos do homem, suas necessidades vitais e suas exigências de ser amado, sabendo que, para discerni-los, não está só. Pode compreender seus desejos à luz da palavra de Deus, que revela cada um a si mesmo, permitindo-lhe alargar seu espaço interior. O diálogo entre Deus e o homem, como refere a Bíblia, fez amadurecer a vida interior de modo singular entre os crentes, vida interior que é o lugar do encontro íntimo com o Senhor. Assim, a reflexão cristã convidou os homens a esforçar-se por aprofundar sua vida interior e, portanto, sua humanidade num encontro com Deus, para corresponder ao seu amor. A meditação da palavra de Deus, a *lectio divina*, a oração

pessoal, a súplica[33], a compreensão das verdades da fé, as celebrações litúrgicas e sacramentais e também o exame de consciência, o reconhecimento e a confissão dos pecados com a contrição, a vida eclesial, são práticas que permitem um desenvolvimento da interioridade e convidam a uma verdadeira responsabilidade pelos próprios atos. A arte, a literatura e a música traduziram essa afinação da interioridade humana, entre outras coisas, graças à contribuição do cristianismo[34].

O homem tornou-se cada vez mais egoísta

298. A fé cristã reconhece o gozo sensível como um prazer legítimo, que deve desaguar em outras alegrias presentes e futuras. Não se trata de buscar prazeres para proteger-se da vida, mas para encontrar gratificações que são a conseqüência de uma vida fundamentada nos valores do Evangelho[35].

5.7. *A felicidade individualista*

299. O notável desenvolvimento do individualismo e das liberdades individuais, por vezes exercidas sem discernimento e sem espírito crítico, produziu-se à custa de um mau funcionamento da simbolização, da percepção da verdade e do sentido moral. Antes, as crianças podiam transformar sua agressividade primária (medo dos outros e a sensação de estar ameaçadas) graças aos recursos que encontravam dentro da cultura e das relações com

33. Cf. JOÃO PAULO II, Carta apostólica *Novo millennio ineunte*, 6 de janeiro de 2001, n. 39.

34. Lettera del Papa Giovanni Paolo II agli artisti (4 de abril de 1999), *La Traccia*, IEI, n. 1 (feb. 1999) 333/IV-341/IV.

35. Cf. Fruitio, *Dictionnaire de Théologie Catholique*; e também TOMÁS DE AQUINO, *Summa Theologica*, I, q. 142; I-II, q. 11; 31.

os demais; agora devem efetuar essa operação apoiando-se em si mesmas. A mudança que se verificou permite comprovar que o indivíduo já não busca soluções na cultura e no vínculo social, mas em sua própria individualidade, tomando a si mesmo como único objeto de referência e privando-se de recursos religiosos e morais. Assim se compreende que em geral a criança tenha prevalentemente uma visão narcisista de si mesma, elaborando seus sentimentos e seu mundo imaginativo sobre os aspectos menos elaborados, que constituem o seu único modelo. Para crescer, deve realizar um esforço esgotante em sua busca de identidade e no trabalho de simbolização de sua vida de impulsos. Não surpreende que o adolescente experimente um mal-estar maior por existir e desenvolva uma conduta de dependência e fuga de si mesmo, bem como formas de negação de seus desejos, como lembramos antes.

Perda do vínculo entre vida e moral

300. Nesse contexto individualista, no qual a pessoa se toma como única referência moral, a relação com o prazer e com a felicidade fica modificada; tanto o prazer como a felicidade são buscados e vividos no imediato do instante. O prazer, no sentido psicológico mais elaborado do termo, já não aparece, pois não é visto como conseqüência de uma atividade ou de uma relação. Quanto à felicidade, confundida aqui com o bem-estar, esquece-se de que ela não se enquadra na linguagem psicológica, mas antes na da filosofia, da moral e da prática religiosa.

5.8. Deus quer a felicidade do homem

Novidade da moral cristã

301. A felicidade e o prazer são também conceitos ligados à vida moral e teologal. O cristianismo

insiste na felicidade a que os homens são chamados desde agora, sem esquecer a do além. O mapa da felicidade está traçado nas Bem-aventuranças (cf. Mt 5,1-12), constitui a porta de entrada na vida moral e espiritual fundada numa relação de amor com Deus, o caminho da vida moral e da santidade, tal como o ideal a alcançar. Na tradição cristã, o homem que procura fazer o bem também se une a Deus, porque "só Deus é Aquele que é bom"[36], e experimenta prazer ao cumprir a lei do amor de Deus. Ser "felizes" ou, no sentido antigo do termo, estar na "felicidade" significa viver em paz e na alegria do Evangelho. Assim, "a vida moral apresenta-se como a resposta devida às iniciativas gratuitas que o amor de Deus multiplica em favor do homem. É uma resposta de amor"[37]. O prazer é uma alegria que nasce por graça e por excesso do cumprimento do bem.

302. A alegria não consiste em exaltar-se e estar agitado de modo permanente, mas em saber viver na harmonia e na compreensão do que concorre para o que é bom e verdadeiro. Assim, há situações objetivas que vão contra a felicidade do homem porque estão em contradição com o seu bem. A fé cristã é também uma religião de felicidade. Deus chama-nos à vida, mas também a pôr em prática, em nossa existência, os valores da vida. A moral evangélica traduz esses valores em termos de amor a Deus, a si mesmo e ao próximo, de liberdade, de responsabilidade e de dignidade da pessoa huma-

36. *Veritatis splendor*, 11.
37. Ibid., 10.

na. Quando esses valores são descurados, a própria pessoa corre o risco de sofrer as conseqüências. A felicidade encontra-se em querer viver fundando-se nesses valores, graças à resposta moral mediante a prática "das virtudes".

Atualidade das virtudes

303. O termo "virtude" não goza de boa fama; parece obsoleto para a mentalidade de muitos de nossos contemporâneos. No entanto, as virtudes são atuais num mundo que se diz privado de pontos de referência e que não sabe como deve educar os jovens no sentido moral. A educação deve ter como objetivo estabelecer um vínculo entre a sabedoria dos valores morais da vida e as situações em que vivemos, proporcionando a cada um os meios para julgar e discernir o que está bem, para poder agir de modo livre e responsável. As virtudes apresentam-se como respostas a partir das quais se pode realizar um ato moral. De fato, "a virtude é uma disposição habitual e firme para praticar o bem. Permite à pessoa não somente praticar atos bons, mas também dar o melhor de si mesma. A pessoa virtuosa tende para o bem; procura o bem e opta por ele com todas as suas forças sensíveis e espirituais em atos concretos"[38].

5.9. O sentido do bem inscrito no coração do homem

Universalidade dos valores cristãos

304. Certos pensadores erram ao contrapor um assim chamado idealismo dos valores que vêm do céu e um materialismo que não lhes reconhece nenhuma transcendência porque a universalidade

38. *Catecismo da Igreja Católica*, 1803.

racional bastaria para fundamentá-los. A concepção materialista, que não é nova, elimina a Deus para afirmar que todos os valores são fruto da razão humana. A história bíblica ensina-nos, pelo contrário, que a lei de Deus está inscrita no espírito e no coração do homem (Dt 4,7-8; 6,4-7; Rm 2,15). "Graças a ela conhecemos o que se deve cumprir e o que se deve evitar. Esta luz e esta lei, Deus concedeu-as na criação."[39] Os valores humanos e os valores evangélicos não são fruto de um idealismo em contradição com a razão, e muito menos um convite a fugir da realidade. Pelo contrário, esses valores são comuns a toda a humanidade e acessíveis pela razão: é o que a Igreja define como lei natural.

305. As virtudes morais e as virtudes teologais "dispõem todas as potencialidades do ser humano para comungar no amor divino"[40].

306. "A *prudência* é a virtude de que dispõe a razão prática para discernir, em qualquer circunstância, nosso verdadeiro bem e para escolher os justos meios para atingi-lo."[41]

307. "A *justiça* é a virtude moral que consiste na constante e firme vontade de dar a Deus e ao próximo o que lhes é devido."[42]

308. "A *fortaleza* é a virtude moral que, em meio às dificuldades, assegura a firmeza e a constância na prossecução do bem."[43]

---

39. *Veritatis splendor*, 12.
40. *Catecismo da Igreja Católica*, 1804.
41. Ibid., 1806.
42. Ibid., 1807.
43. Ibid., 1808.

309. "A *temperança* é a virtude moral que modera a atração dos prazeres e proporciona o equilíbrio no uso dos bens criados. Assegura o domínio da vontade sobre os instintos e mantém os desejos nos limites da honestidade."[44]

310. A revelação bíblica mostra-nos que "as virtudes morais são humanamente adquiridas. São os frutos e os germes de atos moralmente bons"[45]. "As virtudes humanas radicam nas virtudes teologais que adaptam as faculdades do homem à participação na natureza divina."[46] "As virtudes teologais fundamentam, animam e caracterizam o agir moral do cristão. Informam e vivificam todas as virtudes morais. São infundidas por Deus na alma dos fiéis para torná-los capazes de proceder como filhos seus e assim merecerem a vida eterna. São o penhor da presença e da ação do Espírito Santo nas faculdades do ser humano.

Virtudes teologais

311. "São três as virtudes teologais: a fé, a esperança e a caridade."[47]

312. A *fé* é a virtude teologal que se expressa por um ato de confiança em Deus e em sua palavra, a qual é transmitida de geração em geração pela Igreja[48]. Em Deus, o homem encontra o sentido da vida.

313. A *esperança* é a virtude teologal pela qual o crente se inspira nas promessas de Cristo apoiando-se na graça do Espírito Santo para obter a "herança

44. Ibid., 1809.
45. Ibid., 1804.
46. Ibid., 1812.
47. Ibid., 1813.
48. Ibid., 1814.

da vida eterna"[49]. Em Deus, nunca há uma situação desesperada.

314. A *caridade* é o amor que vem de Deus. É a virtude teologal pela qual amamos a Deus sobre todas as coisas por ele mesmo, e ao próximo como a nós mesmos por amor de Deus[50]. "A prática da vida moral animada pela caridade dá ao cristão a liberdade espiritual dos filhos de Deus."[51] Em Deus, o amor é fonte de relação e de plenitude.

A felicidade anda unida à esperança

315. A felicidade está unida às virtudes teologais porque é o objeto da virtude da esperança. Com efeito, "a virtude da esperança corresponde ao desejo de felicidade que Deus colocou no coração de cada homem; assume as esperanças que inspiram as atividades dos homens, purifica-as e ordena-as para o reino dos céus; protege contra o desânimo; sustenta no abatimento; dilata o coração na expectativa da bem-aventurança eterna. O ânimo que a esperança dá preserva do egoísmo e conduz à felicidade da caridade"[52].

Deus, chave do futuro

316. A felicidade e o prazer verdadeiros desenvolvem-se a partir da esperança em Deus, que abre o futuro a quem não tem a tentação de desesperar de si mesmo e de recusar a vida vivendo só de satisfações efêmeras. O homem desesperado é o que não aceita depender de Deus nem ser mortal, isto é, o que não admite reconhecer seus limites. A felicidade reduz-se então à tranqüilidade, e o prazer a uma gratificação emocional imediata. Esses dois

49. Ibid., 1817.
50. Ibid., 1822.
51. Ibid., 1828.
52. Ibid., 1818.

sentimentos não permitem que o homem saia do atoleiro da auto-suficiência e da tentação suicida, que freqüentemente verificamos nos problemas da droga. Sem dúvida, há uma intenção de querer encontrar, com o uso da droga, a felicidade de viver e o prazer de ser, mas essa intenção é inútil e fonte de infelicidade. O fracasso dessa "felicidade" e desse "prazer" é também sintoma, como mostra a experiência, de uma falta de bem-estar que a sociedade e o mundo dos adultos nem sempre asseguram, pois não sabem transmitir aos filhos, com uma educação adequada, os meios para levar uma vida digna e bela.

O toxicodependente recusa a esperança

317. A pessoa que se droga está em conflito consigo mesma e não aceita a vida. O prazer buscado por si mesmo, como fim em si mesmo, torna-se doentio. Portanto, é preciso denunciar esse prazer e saber falar do que pode ser o prazer verdadeiro na existência, por intermédio da vida com os outros, das boas ações e das atitudes que permitem participar na construção do mundo. Para comprometer-se desse modo, é indispensável aprender a amar a vida.

capítulo

IV

Educação e prevenção

A Igreja colabora na construção da sociedade

318. A Igreja compromete-se e deseja continuar a comprometer-se com todos os homens de boa vontade na prevenção à toxicodependência com a sua própria visão global da pessoa e de sua vida, e na solicitude pastoral de servir aos homens, às famílias e à sociedade inteira. Assim, deseja fomentar escolas, centros de assistência à saúde, hospitais, instituições abertas a todos, bem como centros paroquiais, lugares de acolhimento, clubes recreativos, centros de prevenção, com o fim de cumprir sua missão para com a comunidade humana, especialmente as gerações jovens, às quais se deve prestar muita atenção e ajudar com generosidade. Ao agir desse modo, presta uma contribuição específica à construção da sociedade. No entanto, é importante assinalar que essas obras não podem ser consideradas instituições suplentes, que a sociedade poderá depois gerir, mas uma presença plena e completa da Igreja com o fim do bem comum e o anúncio da esperança da salvação. Por meio dessas atividades a Igreja

deseja também testemunhar concretamente o amor de Deus às pessoas em dificuldade.

A Igreja encoraja todos os que ajudam os toxicodependentes

319. Quando se apresentam situações de necessidade, de miséria ou de emergência, a Igreja deve redobrar sua atenção e seus esforços com o fim de velar pela qualidade das condições de vida das pessoas, especialmente das mais sofredoras. Seu equilíbrio depende da estabilidade e da qualidade da vida familiar, de sua formação escolar e moral, de sua saúde, da qualidade das relações, da garantia de um trabalho e de segurança econômica, mas também de sua abertura a Deus. O bem-estar humano e a formação na vida espiritual são parte integrante da evangelização e da edificação do ser integral do homem. A Igreja trabalha na promoção da pessoa, recordando continuamente sua dignidade intrínseca. Para corresponder a novas necessidades, a Igreja criou nos últimos anos, em todos os continentes, numerosas instituições com o fim de ajudar os afetados pela toxicodependência e pela aids, entre outros males. Merecem aplauso e gratidão todas as pessoas que trabalham, com generosidade e desinteressadamente, para lhes prestar ajuda.

O toxicodependente, pobre de amor

320. O dever de quem segue a Cristo é levar a *Boa Nova* aos pobres (cf. Lc 4,18-19), a todos os pobres sem distinção. O toxicodependente é um *pobre de amor*, porque nem sempre é capaz de estimar a si mesmo e de apreciar a vida. Tem uma má imagem de si mesmo e da sociedade. E, pelo contrário, "o homem não pode viver sem amor. Ele permanece para si próprio um ser incompreensível e sua vida é destituída de sentido se não lhe é revelado o amor, se não se encontra com o amor, se o não experimenta e o torna algo de si próprio, se dele não participa vivamente. Precisamente por isso, Cristo Redentor [...] revela plenamente o homem ao próprio homem. Esta é — se assim é lícito exprimir-se — a dimensão humana do mistério da Redenção"[1].

321. A preocupação com os outros é o objetivo principal da *Evangelium vitae* e também um dos princípios fundamentais de toda a civilização e de todas as pessoas sobre as quais recai a responsabilidade do bem comum na gestão dos assuntos públicos. "Constitui, portanto, um serviço de amor, aquele que todos estamos empenhados em assegurar ao nosso próximo, para que sua vida seja defendida e promovida sempre, mas sobretudo quando é mais débil e ameaçada. É uma solicitude pessoal mas também social, que todos devemos cultivar, pondo o respeito incondicional da vida humana como fundamento de uma sociedade renovada. É-nos pedido que amemos e honremos a vida de cada homem e de cada mulher, e que trabalhemos, com constância e coragem, para que, no nosso tempo, atravessado por demasiados sinais de morte, se instaure finalmente uma nova cultura da vida, fruto da cultura da verdade e do amor."[2]

Promoção da vida contra a cultura da morte

322. Amor e respeito ao próximo, amor e promoção da vida, amor e ajuda ao outro: são estes os grandes princípios que animam a ação pastoral da Igreja. Neles se inspira a atividade de todos os

1. João Paulo II, Encíclica *Redemptor hominis*, 10.
2. *Evangelium vitae*, 77.

que no seio da comunidade cristã ou em relação com ela querem trabalhar na prevenção da toxicodependência e na libertação dos que dela dependem.

1. Aprender a enfrentar a vida e suas dificuldades

Educar para o domínio de si

323. A educação no sentido do controle de si mesmo, da perseverança e do discernimento moral nem sempre é dada da melhor maneira. Se não se estimulam e apóiam os jovens nesse campo, ficam frágeis, precisamente quando entram em sua fase adulta. De fato, nesse momento falta-lhes com freqüência uma estrutura interior, porque não receberam uma formação bastante sólida de sua inteligência, de sua consciência, de seu senso moral e de sua vontade. Por isso não foram preparados e fortalecidos suficientemente para enfrentar um certo número de situações da vida e as dificuldades pessoais e sociais. O trabalho pastoral desempenha aqui um papel privilegiado, porque pode ajudar muito cada personalidade a estruturar-se e a amadurecer.

Experimentar a vida em grupo

324. Todos estão de acordo em reconhecer que a vida em grupo, tal como se propõe nas atividades pastorais, especialmente nos movimentos juvenis, é importante para alcançar a estima de si mesmo no seio de um grupo, aptidão para os relacionamentos, bem como senso da vida comunitária e do bem comum. Além disso, permite aos jovens cultivar relações sociais e ad-

quirir o sentido do outro e dos valores morais. Com a força dessa experiência vivida à luz da fé cristã, os jovens poderão encontrar muitos elementos de que precisam para construir humana, psicológica, moral e espiritualmente a sua personalidade. A pedagogia pastoral, segundo a longa tradição da Igreja, permite aos jovens desenvolver suas possibilidades com paciência e perseverança e os estimula para o sentido da verdade, da responsabilidade, da confiança e da fidelidade, a partir do Evangelho e tomando Cristo por modelo.

Catequese, oração pessoal...

325. Desde que considerado que a evolução das pessoas se faz necessariamente de modo progressivo, cada jovem poderá aprofundar sua vida interior mediante uma relação cada vez mais íntima com Deus e com seus irmãos, especialmente por meio da catequese, da oração pessoal, da direção espiritual — que permite aprender o discernimento espiritual e moral —, da liturgia eucarística, do sacramento da reconciliação e da ação caritativa. Juntamente com as atividades da catequese, as paróquias, as escolas católicas e os movimentos juvenis são chamados a insistir cada vez mais na educação da vida interior e na estruturação pessoal dos jovens. Trata-se de um objetivo essencial da pastoral. Com efeito, é precisamente na medida em que os jovens começam a estruturar sua vida interior que podem adquirir um melhor controle de si mesmos, aprender a desenvolver sua vida espiritual e viver com fidelidade sua vocação[3].

3. JOÃO PAULO II, Carta apostólica *Novo millennio ineunte*, 38.

2. Educação no sentido do prazer e presença dos adultos

326. Como já sublinhamos, a atitude que consiste na busca do prazer pelo prazer, como uma expressão impulsiva e compulsiva de emoções afetivas incontroladas e incontroláveis, independentemente de um recurso a substâncias tóxicas, como calmantes ou estimulantes, é um fator que prepara para todas as formas de toxicodependência. Isso permite supor que a pessoa é incapaz, sozinha, de cuidar de si mesma, de gerir sua própria vida afetiva, e que portanto deve encontrar, graças a sucedâneos químicos, soluções que na realidade dependem de sua reflexão, de sua vida espiritual, de sua vontade, de sua liberdade, de sua responsabilidade e de uma vida fundamentada na moral e na prática religiosa. Caso contrário, instaura-se uma relação quase mágica com fármacos e drogas considerados capazes de trazer a calma interior que a pessoa não consegue obter com seus próprios recursos interiores.

Aprender o "martírio do coração"

327. O prazer imediato e infantil é buscado sobretudo quando a pessoa não aprendeu a fazer renúncias saudáveis com comportamentos ascéticos, que são necessários para qualquer vida e a que Santo Atanásio chamava "o martírio do coração"[4], ou quando se recusa a comprometer-se. Para que uma criança possa crescer e desenvolver-se, é necessário também que aceite adiar ou deixar de fruir os prazeres que o corpo pode pedir, para se preparar para um bem superior no futuro. Quantos educadores estão dispostos a dizer às

4. Atanásio de Alexandria, *Vita Sancti Antonii*, 47, 1.

crianças ou aos adolescentes que o que desejam não é realizável ou que o terão mais tarde, mas que não é ainda conveniente em sua idade, e que ainda têm muito tempo pela frente e devem ainda amadurecer e levar à maturidade seu desejo? O educador tem suficiente confiança em si mesmo e no sentido da vida para fazer esse raciocínio, que estabelece limites e convida à temperança, e para mostrar assim que se trata de construir o futuro?

Educação convicta e coerente

328. O tempo da juventude é tempo de maturação e projetos, e não de agir de forma prematura, correndo o risco de abrir o caminho a fracassos para o adulto de amanhã. É verdade que o jovem pode compreender esse raciocínio de forma negativa, interpretando-o como um propósito de limitar sua personalidade e sua ação precisamente no momento em que sente desenvolverem-se dentro de si numerosas potencialidades. Pode julgar que os adultos (pais, professores, educadores etc.) se aliam contra ele para impedi-lo de emanciparse e desenvolver-se; pode pensar, enfim, que todas as proibições ou limites são obstáculos à sua liberdade. Além disso, alguns conservam durante a vida, com ou sem razão, essa opinião, a idéia de terem sido reprimidos, simplesmente porque o quadro educacional, representado pelos adultos, marcava etapas que era preciso superar progressivamente ou leis que deviam ser respeitadas, as quais freavam a força e a onipresença de certos desejos juvenis.

Saber dialogar com os jovens

329. O conflito entre os adultos e os jovens sempre existiu, desde que os mais velhos aceitaram desempenhar o papel educativo em relação às gerações jovens. Tem um aspecto muito positivo, porque proporciona os pontos de referência de que todo jovem necessita. No entanto, quando se evita o conflito e os adultos abdicam de sua função educativa, os jovens ficam à mercê de seus desejos imediatos, os quais, por esse motivo, se agudizam e se convertem em absolutos e nas únicas regras da vida. Os fenômenos de violência que existem por toda parte, especialmente nas periferias das grandes cidades, demonstram-no claramente. Abandonados totalmente a si mesmos, certos jovens têm comportamentos violentos que manifestam que se deixam guiar por seus impulsos e não certamente pelo raciocínio e pela compreensão das situações, ainda que mínimos.

Ausência dos adultos, fragilidade dos jovens

330. Se se permite às crianças e aos jovens uma liberdade excessiva, e se os pais e outros adultos não estão com eles durante dias inteiros, causa-se a eles um grande prejuízo. Com efeito, essas situações são fonte de insegurança afetiva e não ajudam o jovem a ter uma boa imagem de si mesmo e a criar relações com os adultos, porque tem a sensação de que deve contar apenas consigo mesmo para desenvolver-se, já que seus pais, como todos os demais adultos, não podem fazer nada por ele e não podem entender nem compreender as dificuldades e as lutas interiores que trava. A ausência da educação e a ruptura entre as gerações continuam a crescer quando se confundem as idades da vida: as crianças devem viver precocemente com os mais velhos, ao passo que os adultos assumem atitudes infantis. Isso significa que os jovens não têm a possibilidade de se apoiar num ambiente humano afetuoso e, ao faltar-lhes esse

ponto de referência para fortalecer sua personalidade, procurarão sucedâneos para essa construção pessoal, principalmente na droga, julgando que assim podem afirmar-se a seus próprios olhos e aos dos outros. Quanto mais uma pessoa enfrenta uma realidade difícil, que não compreende e que lhe escapa, tanto mais pode, em certos casos, sentir a tentação de procurar evadir-se recorrendo aos prazeres que a isolam deste mundo e a fazem viver num mundo imaginário.

3. A prevenção não substitui a educação

A necessidade de um ambiente educativo equilibrado

331. A prevenção contra as situações que colocam em perigo a vida das pessoas e dos outros desenvolveu-se, durante os últimos anos, em diversas áreas; prevenção especialmente dos acidentes de trânsito, da violência, da aids, do alcoolismo, do tabaco e da droga. Indubitavelmente, a prevenção é necessária e permitiu, em certos casos, evitar uma ampliação dos problemas causados por comportamentos que põem em perigo a saúde e a vida de numerosas pessoas, e mesmo da sociedade inteira.

A função da prevenção

332. No entanto, devemos questionar-nos sobre o verdadeiro papel da prevenção em nossos dias. Com efeito, na sociedade tende-se a fazer somente prevenção, como se não fosse possível levar a cabo uma autêntica educação na matéria. Educar consistiria então unicamente em prevenir alguns riscos e perigos de vida, sem ter de transmitir aos jovens a herança de tradições, códigos e referências sociais, uma cultura, uma moral e

uma religião. Uma visão da educação tão restrita e fragmentada não pode pretender formar a inteligência, o coração e a consciência moral dos jovens, já que a educação supõe uma concepção global da pessoal e da vida. Precisamente por isso o incremento das medidas preventivas — por mais úteis que sejam, insistimos — é também sintoma de uma falta de educação para muitos jovens aos quais não se coloca em condições que lhes permitam aceitar-se, controlar-se e agir com uma visão clara das coisas.

A função dos princípios educativos

333. Além disso, as medidas preventivas que não se baseiam numa educação global têm, geralmente, efeitos limitados sobre as pessoas e sobre o seu comportamento, ao passo que representam um custo econômico e um importante investimento de meios. Se a pessoa não descobriu o sentido do respeito por si mesma e pelos outros, o sentido da liberdade, o sentido da responsabilidade, o valor da vida moral em matéria privada e pública, uma prevenção unicamente baseada em elementos de índole sanitária será totalmente insuficiente para enfrentar os problemas relativos à droga, bem como outros problemas da sociedade. O aumento das medidas de prevenção em todos os campos da vida é, na realidade, sinal de um certo fracasso da sociedade atual no que diz respeito à educação.

4. A educação é antes de mais nada uma atitude

Crise dos educadores

334. Antes de ser uma questão de meios econômicos, materiais e pedagógicos, a educação é algo que

depende principalmente da atitude dos adultos. Obviamente, todas essas condições são necessárias, mas com freqüência insuficientes; contudo, devemos verificar que há várias gerações os adultos encontram sérias dificuldades para agir como educadores. Assistimos nos últimos anos a um esforço de renovação no campo da pedagogia, que se propõe como "não-diretiva" e mais centrada na pessoa da criança. Renunciou a ser a transmissão de um saber e de alguns valores, forma educativa que parecia demasiado constrangedora e unida demais ao sistema educacional precedente. Seu objetivo consistiu principalmente em evitar influir nas opções da criança, para respeitar sua liberdade.

Crise da pedagogia "não-diretiva"

335. Pois bem, a esse projeto, digno de louvor por sua intenção, faltou um conteúdo educativo e moral, bem como uma visão do desenvolvimento progressivo da criança. Muito rapidamente, os promotores dessa pedagogia chamada "não-diretiva", que criticavam o excessivo intervencionismo dos adultos, favoreceram no próprio adulto uma atitude de dúvida e de receio em imiscuir-se na vida da criança. A criança foi posta num plano de igualdade com o adulto, como se possuísse em si mesma tudo aquilo de que precisava para desenvolver-se. Além disso, foi considerada livre desde o nascimento, com uma liberdade quase absoluta, que não se devia contrariar. Essa visão não é sensata, porque a criança não nasce livre: chega a sê-lo graças a uma educação que recebe, uma educação ligada à concepção que temos da pessoa humana integral e da vida.

A liberdade aprende-se

336. A aprendizagem da liberdade realiza-se mediante uma longa maturação e uma integração das normas morais, até o momento em que a pessoa é capaz de reconhecer-se responsável por si mesma e pelas conseqüências de seus atos e de seu comportamento. Todavia, a criança não pode desenvolver-se por si mesma sem o concurso dos adultos, a começar por seus pais, que são seus primeiros educadores e não podem ser despojados de sua função, salvo por motivos graves. Os demais protagonistas sociais só desempenham uma função em razão do princípio de subsidiariedade. O papel educativo dos adultos e seu testemunho são importantes para orientar as crianças na vida e oferecer-lhes modelos dignos de imitação.

O amor dos pais é essencial para a vida moral

337. Precisamente graças ao amor de seus pais, às contribuições dos conhecidos, à iniciação em comportamentos moralmente bons, à transmissão dos instrumentos do saber, à transmissão da fé cristã e dos valores morais da vida, as crianças poderão despertar para a verdadeira vida humana e desenvolver-se. Mas os adultos não devem limitar-se a ser simples repetidores. Sobretudo vivendo o que transmitem ajudarão as crianças a estruturar-se verdadeiramente e a ter, por sua vez, o desejo de viver o que aprendem e o que vêem viver ao seu redor, e que é fonte de felicidade profunda. Com efeito, é preciso lembrar que certas pedagogias contemporâneas, demasiado centradas na liberdade e na autonomia da criança, esquecem com freqüência que esta se desenvolve a partir do que os psicólogos chamam de processo de identificação. O jovem só pode integrar um dado cultural, religioso e moral na

medida em que tal dado é valorizado e vivido pelos adultos que o rodeiam. Precisa da coerência do comportamento dos adultos, da harmonia entre sua palavra e suas obras.

Processo de identificação

338. Os pais, e também os adultos em geral, nem sempre estão conscientes de que contam muito aos olhos das crianças, mesmo quando estas são agressivas com eles. Isso prova que as crianças dependem deles e precisam de sua presença para construir sua personalidade. O melhor modo de estabelecer uma relação na qual a criança se sinta reconhecida continua a ser o diálogo, contando com as inevitáveis tensões.

O diálogo

339. O mundo contemporâneo tende por vezes a subestimar o valor do testemunho dos adultos sobre as crianças e os adolescentes, com o pretexto de que cada um é que deve construir sua personalidade na mais completa autonomia. Mas esta última corre o perigo de isolar o indivíduo do resto do mundo. Por isso, não surpreende quando se observa que certos jovens procuram estabelecer laços com todo tipo de dependências, a começar pela da droga, para construir sua personalidade.

A droga como refúgio

340. Quando os adultos têm o sentido da educação conhecem também a importância do testemunho. Não se trata de apresentar-se como "um modelo de perfeição", que se imporia e constrangeria a criança, mas de saber que esta se constrói e descobre também as realidades da vida, a experiência espiritual de Deus e a prática dos valores morais através do comportamento dos adultos. A criança contempla-os em suas obras e em seus gestos, e observa atentamente para comprovar

A força do testemunho

se põem em prática os valores morais e as exigências cristãs. E muitas crianças, precisamente porque vêem que os adultos não põem em prática sua fé em Deus e suas convicções morais, têm a sensação de não saber sempre como viver concretamente as exigências interiores que eles lhes apresentam naturalmente como boas e, ao mesmo tempo, podem sentir a tentação de ceder a uma forma de vida sem constrangimentos, mais arraigada num mundo imaginário do que na realidade. Para os adultos, ter o sentido do testemunho significa antes de mais nada estar conscientes de que seu comportamento e suas palavras comprometem mais do que a eles mesmos e têm efeitos educativos sobre as crianças.

5. Jovens para educar

341. A transmissão dos valores morais e uma relação educativa forte, que requerem um compromisso decidido da parte dos adultos, foram relativamente abandonadas nos países ocidentais ao longo dos últimos decênios do século XX, por razões ideológicas — implantar uma educação "não-diretiva", como já ressaltamos —, mas também porque os adultos tenderam para a renúncia ao seu próprio lugar e à sua própria função de adultos e educadores. Assim, é necessário instaurar um novo tipo de relação educativa, primeiro entre pais e filhos; depois, mais em geral, entre adultos e crianças.

Os adultos devem tomar a palavra

342. Nos países desenvolvidos, as diversas sociedades tenderam a identificar-se com os jovens, a ponto de tomá-los como pontos de referência e

modelos de identificação. De fato, os adultos têm abandonado cada vez mais sua função educativa, porque, para aceitar situar-se como educadores perante os jovens, precisam também ter consciência de que são adultos. A família, a escola e os lugares de diversão converteram-se por vezes em espaços em que a palavra dos adultos brilha pela ausência, como se não tivessem nada a dizer nem a transmitir ou a exigir, renunciando mesmo a dar uma repreensão quando pareceria objetivamente necessária.

343. Desse modo, muitos jovens encontram-se abandonados a si mesmos, com a sensação de que os adultos não têm interesse por sua vida, de que para eles não são considerados e de que a sociedade não procura ajudá-los a desenvolver-se pessoalmente e a inserir-se socialmente. Deve então surpreender-nos que certos jovens tenham um comportamento agressivo e delituoso, que assumam atitudes associais, que não tenham ideal algum, que se neguem a seguir os estudos normais, que se fechem em comportamentos em que abundam a droga e o suicídio, que se organizem em bandos, criando assim sociedades juvenis nas quais reinam leis que nada têm a ver com as normas morais e sociais?

6. Livrar-se da passividade educativa

Estabelecer relações sãs entre as diversas gerações

344. Em algumas culturas consolidou-se o costume de não ser exigente com as crianças, sem lhes transmitir os valores fundamentais, com receio de influir sobre elas e cometer erros educativos; isso

implica praticamente negar-se a comunicar elementos morais e religiosos necessários para que a decisão dos jovens se fundamente em princípios claros e a sua opção seja o mais ampla possível. Abriu-se assim um fosso entre as gerações, porque parece por vezes que os jovens já nada têm a esperar dos adultos.

O diálogo como método privilegiado da catequese

345. Também a catequese se viu afetada por esse movimento de desinformação educativa. Alguns cristãos deixaram-se condicionar por essa moda, chegando a pensar que não devem batizar nem catequizar seus filhos, para lhes dar a possibilidade de decidir por si mesmos mais tarde. Esta visão supõe na criança possibilidades inatas de refazer por si só todo o percurso da humanidade e inventar tudo partindo do nada. Certos adultos dissociaram-se das gerações precedentes e da história realizando uma espécie de "greve da educação". Não há dúvida de que as gerações futuras pedirão contas ao mundo dos adultos que permaneceram passivos, porque interromperam a cadeia de transmissão. Hoje devemos tomar consciência de que se está levando a cabo uma renovação, como demonstram os diversos encontros das Jornadas Mundiais da Juventude. Os jovens esperam muito dos adultos e desejam que lhes transmitam os valores da vida e lhes ensinem as exigências que levam à felicidade.

7. Atitudes que é preciso desenvolver

Os objetivos da educação

346. Por conseguinte, a educação deve procurar ensinar cada um a conhecer-se e a dominar-se, a

amadurecer no sentido de uma profundidade e de uma unidade do ser e de sua vida, e a saber dar as respostas certas às diversas situações que se encontram. Como se pôde observar, os comportamentos regidos meramente pelos impulsos criam um terreno favorável a cair no consumo da droga. Por esse motivo, a prevenção, ou, melhor ainda, a educação deve tender a desenvolver diversas atitudes.

7.1. Aprender a controlar-se

Sentido do autodomínio

347. Na criança e no adolescente é necessário educar antes de mais nada toda a vontade, para que todos os seus atos humanos sejam regidos pela faculdade mais nobre da pessoa. A educação da vontade significa ajudar a criança a saber refletir sobre si mesma para poder discernir o que é oportuno escolher e fazer, a saber controlar seus próprios impulsos e a transformá-los, a aceitar enfrentar as realidades tendo em conta as dificuldades e os limites do real. A intervenção do adulto é importante para ajudar e estimular a criança a perseverar em seus esforços de vontade. A educação da vontade e da liberdade é uma garantia de êxito na luta contra todas as formas de dependência, a começar pela da droga.

7.2. Explicar os limites

Reconhecer os próprios limites

348. Na prevenção contra a droga, alguns educadores que se negam a considerar qualquer coisa que se assemelhe a uma proibição afirmam que é preciso explicar aos jovens a natureza dos produtos, seus benefícios e seus perigos, as condições de higiene para utilizá-los, com o fim de serem eles a assumir sua responsabilidade. Mas

alguns jovens interpretam por vezes esse raciocínio como um convite a que se droguem, chegando mesmo a pensar que se encontram protegidos graças ao seu conhecimento dos produtos, o qual lhes dá liberdade para consumir entorpecentes. Com essa mentalidade, assumir sua responsabilidade significa simplesmente fazer o que lhes apraz.

7.3. *Os pontos de apoio pedagógicos: vontade, razão, liberdade e responsabilidade*

Redescobrir as virtudes da vida interior

349. A prevenção deve esclarecer certas noções e defini-las para orientar sua ação pedagógica no tocante à educação da razão, da liberdade, da vontade e da responsabilidade:

350. A *razão* permite às pessoas, graças às suas faculdades intelectuais, reconhecer a verdade, a beleza e o bem[5]; em suma, exercer sua capacidade de juízo, com o fim de reconhecer o que pertence ao subjetivo e ao objetivo.

351. A *liberdade* é uma das características da pessoa humana, que é chamada a determinar-se, a comportar-se livremente e a fazer opções na vida, respeitando os valores e as normas que o indivíduo percebe no mais íntimo de si mesmo por meio da consciência.

352. Depois do juízo sobre a ação, a *vontade* é a faculdade que permite comprometer-se na ação e passar do raciocínio e do discernimento à decisão e à realização concreta. Precisamente nesta etapa compreende-se melhor a grandeza da liberdade humana, que demonstra que o indivíduo não está

5. Cf. João Paulo II, *Veritatis splendor*, 36-42.

sujeito simplesmente a determinismos ou a impulsos que o levariam a um certo tipo de ação.

353. A *responsabilidade moral* permite a uma pessoa reconhecer que é plenamente protagonista de seus próprios atos e que deve assumir suas conseqüências positivas e negativas. A aquisição dessa capacidade supõe uma maturação do ser, que se torna então capaz de julgar acerca da bondade moral de seus atos.

7.4. Desenvolver a virtude da temperança

A temperatura: um tesouro a descobrir

354. Como já mencionamos, com as crianças e os adolescentes seria interessante refletir sobre as virtudes, à luz do Evangelho, no momento em que precisam descobrir valores e pontos de referência que os ajudem a construir sua personalidade[6]. Uma das virtudes que mais se relacionam com o uso das drogas é a temperança. A temperança é uma virtude que permite aprender a moderar a atração dos prazeres e a saber fazer uso equilibrado dos bens do mundo. Não é uma renúncia aos prazeres, para levar uma vida triste e sem desejos. Pelo contrário, a temperança é a arte de saber comportar-se usando bem as suas possibilidades, com inteligência e sabedoria, para o bem. Praticar a virtude da temperança é uma prova da liberdade interior de uma personalidade. Com efeito, trata-se de ser protagonista e dono dos próprios desejos, em vez de ser escravo deles. O exercício da temperança permite aprender a dominar o que, no ser humano, é mais difícil de travar, para que a pessoa seja dona de si

6. Cf. *Catecismo da Igreja Católica*, 1803-1845 ("As virtudes").

mesma e não se veja arrastada pela espiral da procura desenfreada de sensações.

Equilíbrio pessoal e temperatura

355. É difícil que leve uma vida verdadeiramente equilibrada a pessoa que não aprende a desenvolver em si mesma o espírito da temperança e o valor do controle de si mesma. A intemperança é sinal de mal-estar nas pessoas que não conseguem ser senhoras de si mesmas e são escravas de seus próprios instintos.

8. Promover uma educação integral para lutar contra a droga

Educação integral

356. Existem três formas de prevenção da toxicodependência que podem inserir-se num projeto educativo centrado na dignidade da pessoa humana.

Saber prever os riscos

357. *A primeira é profilática*: procura prevenir os perigos, avaliar os riscos, evitar as conseqüências negativas, responsabilizar as pessoas a respeito de seu comportamento, estimulá-las a atitudes saudáveis, dar uma qualidade de vida que se pode perder quando os adultos não são bastante exigentes e coerentes. A prevenção da toxicodependência é aqui assegurada mediante uma relação educativa integral, que considera todos os aspectos de que a criança necessita para desenvolver-se, e de que já falamos. A harmonia da vida familiar, o testemunho do compromisso, da fidelidade e de uma atitude humana autêntica, a qualidade moral e espiritual dos adultos, a formação da inteligência para desenvolver o raciocínio e o juízo, a transmissão dos valores morais, a descoberta da palavra de Deus para alimentar e desen-

volver a vida espiritual e a experiência de uma vida social e eclesial são também garantia de êxito na formação de uma pessoa livre para saber discernir o bem do mal. Todos esses elementos formam um quadro que estrutura a personalidade da criança, apesar dos reveses da vida.

358. *A segunda é terapêutica*: está orientada para sarar, tratar e curar o doente. A educação pode ter também uma função curativa, restaurando a dignidade da pessoa, sua auto-estima e sua confiança, graças a relações de ajuda e apoio. Só com relações cordiais, nas quais se partilhem os seus problemas, pode uma pessoa descobrir o prazer de viver e encontrar a energia interior necessária para sair de situações dramáticas, sobretudo quando se vê rodeada de pessoas que encontram sua alegria numa vida diária simples e bela, o que não exclui em absoluto a existência de crises e dificuldades.

Restaurar o sentido da dignidade

359. *A terceira é social*: procura reintegrar o drogado no quadro social, num ambiente familiar, num grupo de amigos, na vida profissional, ou seja, numa rede de relacionamentos à qual toda pessoa pode normalmente aspirar. É particularmente importante evitar qualquer marginalização das pessoas, algo que os fenômenos de droga já produzem. A reintegração social pode ser realizada através de grupos ou comunidades transitórias, ou também mediante um seguimento regular num meio aberto, no qual pessoas com funções diferentes ajudam o toxicodependente a encontrar um ritmo de vida mais proveitoso e se convertem em pontos de referência para sua relação no tempo e no espaço.

Reintegração social

As comunidades terapêuticas

360. Com esse espírito, as experiências das comunidades terapêuticas realizadas por numerosas congregações religiosas, dignas de aplauso, dão bons resultados. O método das comunidades terapêuticas consiste em apelar à liberdade da pessoa, à sua colaboração, à sua participação numa vida comunitária, respeitando regras e exigências, e num seguimento terapêutico para chegar a uma autêntica desintoxicação. A filosofia dessas comunidades fundamenta-se na concepção cristã da pessoa humana, chamada a viver, a desenvolver-se, a ser cada vez mais livre e a descobrir o sentido do amor de Deus entre os seus irmãos.

O trabalho das comunidades religiosas

361. Outras experiências interessantes que dão bons resultados são as realizadas por diversas comunidades religiosas que acolhem toxicodependentes desejosos de sair de sua dependência. Vivem num ambiente relativamente exigente, marcado pelo trabalho, pela organização da vida comunitária e pela vida litúrgica, mas sem que as pessoas devam optar a longo prazo pela vida monástica. Os tempos de meditação, oração e celebração eucarística ajudam-nos a entrar numa vida espiritual que os situa de verdade diante de Deus, o que lhes permite levar uma vida interior mais rica, aceitar-se como são e viver com confiança. Com o passar dos dias e dos meses, pode notar-se uma evolução positiva, que leva a maioria dos toxicodependentes a ficar mais ativos, a assumir suas responsabilidades e a estabelecer relações positivas com os outros.

362. É indiscutível que a mais importante dessas três formas de prevenção é a primeira, porque está ligada à própria raiz do crescimento da pessoa. Para o futuro dos jovens é fundamental promover atitudes e ações que favoreçam o bem-estar, a saúde, o equilíbrio moral e o gosto por uma vida de relação. Uma educação sadia permite, por isso, controlar os fatores que predispõem ao consumo das drogas nocivas e provocam dependências perigosas. Nessa perspectiva, podem ser realizadas intervenções específicas:

Intervenções específicas

363. 1) que estimulem o desenvolvimento e a aquisição de capacidades propícias à realização pessoal e ao prazer legítimo que delas deriva;

364. 2) que promovam a auto-estima, o amor a si mesmo, aceitando as frustrações sem que isso produza uma desestabilização interior;

365. 3) que desenvolvam a confiança em si mesmo, com a finalidade de tornar o jovem cada vez mais responsável, por suas opções, por seus atos e suas conseqüências;

366. 4) que fortaleçam as capacidades interiores da pessoa para que saiba enfrentar as dificuldades inerentes à vida, encarar as crises e encontrar as atitudes e os meios para ultrapassá-las;

367. 5) que permitam desenvolver a capacidade de resistência às pressões e às influências das pessoas que se encontram na mesma situação;

368. 6) que favoreçam cada vez mais a integração social e o cultivo de um ideal que permita ver o futuro com uma certa serenidade.

Itinerário pedagógico bem articulado

369. Nesse trabalho pedagógico, para evitar tudo o que leva à toxicodependência, será particularmente útil estar atento aos seguintes aspectos:

— informar-se sobre as conseqüências da droga;

— tomar consciência do que leva uma pessoa a se drogar;

— aprender a dizer "não" a uma solicitação;

— aprender a comunicar-se com os outros, saber expressar seus pensamentos, suas reflexões, mas também seus sentimentos, com a finalidade de evitar fechar-se em si mesmo;

— desenvolver a capacidade de resolver conflitos;

— ser capaz de suportar tensões;

— saber libertar-se da tendência de olhar para os outros e de poder isolar-se da influência do grupo, para não ter a tentação de imitar sempre os outros.

— viver num clima de respeito e de avaliação, e saber contribuir para a criação desse clima.

— conseguir pouco a pouco segurança e confiança em si mesmo.

Formação diversificada dos educadores

370. Esse processo educativo requer dos educadores, dos pais, dos professores, dos sacerdotes, dos diversos agentes pastorais e dos catequistas uma formação humana e espiritual, ética e pedagógica, que leve a saber distinguir o que ajuda a pessoa do que coloca em perigo sua evolução, o que liberta do que oprime, o que é expressão de amor do que representa uma afirmação egoísta, o essencial do acidental.

9. Missão da Igreja

Função das conferências episcopais

371. A Igreja falou muitas vezes do tema da droga. Também está comprometida na prática, como

atestam as numerosas experiências pastorais que as comunidades locais realizam em todo o mundo. É preciso que essas obras se multipliquem ainda mais e sejam apoiadas pelas conferências episcopais de cada país. A Igreja tem uma responsabilidade particular perante a calamidade que a toxicodependência representa, porque quer ajudar cada homem a viver livre diante de Deus no mundo. A exemplo de Jesus, a Igreja tem predileção pelos mais pobres, pelos doentes, pelos aflitos e pelos excluídos. Desde o seu primeiro discurso na sinagoga de Nazaré, Jesus veio anunciar a libertação dos homens "e proclamar a libertação aos cativos" (Lc 4,16-21), cumprindo assim as expectativas do povo da aliança. Consoante as necessidades dos tempos, a Igreja sempre procurou responder aos problemas que se colocaram à humanidade. Freqüentemente precisou se opor a mentalidades e modas em contradição com os valores humanos e morais fundamentais e com sua visão antropológica, a fim de promover o valor da vida e a dignidade de todo ser.

A Igreja contra a marginalização

372. Juntamente com todos os homens de boa vontade, a Igreja é chamada a lutar contra a marginalização dos toxicodependentes: a exclusão social nos bairros pobres e degradados, o medo de ajudar os drogados e tratar deles, a tendência de lhes jogar na cara sistematicamente seu comportamento, a incapacidade de acolhê-los numa atividade profissional e auxiliá-los socialmente, a insegurança provocada por uma criminalidade espontânea ou organizada por toxicodependentes e por pequenos vendedores de droga. Tra-

ta-se de problemas reais que pesam fortemente sobre a vida social e sobre a prática pastoral. Criam um clima deletério, que a relação educativa deve saber transformar.

As instituições dos grandes educadores

373. Igrejas locais devem recuperar o sentido das intuições e das iniciativas originais em matéria de educação, de pedagogia da saúde básica, com o fim de responder aos problemas deste tempo. A canonização, em 1999, do padre Marcelino Champagnat, que consagrou sua vida à educação das crianças pobres, indica um dos caminhos que hoje podem ser seguidos. A Igreja criou as primeiras escolas, os primeiros hospitais e os primeiros orfanatos. Desde o começo da era cristã, criou as primeiras organizações de caridade e solidariedade e, mesmo nos tempos mais próximos de nós, com as obras de São Vicente de Paulo, no Ocidente, e o serviço aos doentes com São João de Deus. A Igreja, "perita em humanidade"[7], sempre procurou dar sua contribuição para educar, curar e ajudar os homens, buscando a promoção integral deles. E continua a prestar esse serviço à humanidade com os toxicodependentes, adotando as seguintes perspectivas educativas:

Perspectivas educativas

374. 1) Educar a unidade da pessoa. A pessoa só progride e se transforma em relação com valores que a ela se transmitem e que ela aceita de forma individual. Assim aprende a escolher atos bons e benéficos para si mesma, participando na harmonização de sua personalidade.

7. Paulo VI, Aos participantes da Assembléia Geral da ONU, cf. *Documentation Catholique* 72 (1965) col. 1732, n. 1.

375. 2) Educar a pessoa humana para a transcendência, sem esquecer jamais que o ser humano não pode ser reduzido a um simples ato biológico, e que a pessoa traz consigo aspirações infinitas e divinas.

376. 3) Educar a converter-se em pessoa adulta, através de uma maturação progressiva de todo o ser, físico, psicológico, intelectual, moral e espiritual, para que a cada dia seja mais responsável por si mesma e saiba adiar seus desejos.

Guia seguro do Magistério

377. 4. Proclamar "o Evangelho da graça" como plenitude de vida e dom, com o intuito de uma realização pessoal e comunitária. Cristo, verdade última do homem, é o protótipo de toda realização autêntica de si mesmo. "O próprio anúncio de Jesus", escreve João Paulo II, "é anúncio da vida. Ele, de fato, é 'o Verbo da vida' (1Jo 1.1). Nele 'a vida manifestou-se' (1Jo 1,2); melhor, ele mesmo é 'a vida eterna, que estava no Pai e que nos foi manifestada' (1Jo 1,2). Essa mesma vida, graças ao dom do Espírito, foi comunicada ao homem. Orientada para a vida em plenitude — a 'vida eterna' —, também a vida terrena de cada um adquire seu sentido pleno. [...] Trata-se em primeiro lugar de anunciar o essencial desse Evangelho. É o anúncio de um Deus vivo e solidário, que nos chama a uma profunda comunhão consigo e nos abre à esperança segura da vida eterna; é afirmação do laço indivisível que existe entre a pessoa, sua vida e sua própria corporeidade; é a proclamação da vida humana como vida de relação, dom de Deus, fruto e sinal de seu amor; é proclamação da extraordinária relação de Jesus com todo homem, que permite reconhecer o

rosto de Cristo em cada rosto humano; é manifestação do 'dom sincero de si' como tarefa e lugar de plena realização da própria liberdade. Importa, depois, mostrar todas as conseqüências desse mesmo Evangelho, que podem ser assim resumidas: a vida humana, dom precioso de Deus, é sagrada e inviolável [...]; a sociedade inteira deve respeitar, defender e promover a dignidade de toda pessoa humana, em cada momento e condição de sua vida"[8].

378. Se é verdade que todo o ser humano procura a unidade e a harmonia pessoal, a graça do Senhor Jesus é o dom que permite avançar por esse caminho.

10. Educação e disposições pedagógicas

Modelo de pedagogia evangélica

379. A Igreja preocupa-se com o bem-estar dos homens, à imagem de Cristo no Evangelho. Os princípios pedagógicos em que se inspira têm por função permitir a cada um dispor dos meios para viver dignamente, mas também para desenvolver sua vida espiritual em comunhão com Deus. Deus chama todos os homens à vida e à liberdade, e essa vocação confere-lhes uma dignidade que se expressa pela promoção da pessoa humana, pela educação para a relação, pela abertura à vida, pelo desenvolvimento de sua autonomia, pela descoberta da Palavra de Deus, dos Sacramentos recebidos na Igreja e pela aprendizagem

8. JOÃO PAULO II, *Evangelium vitae*, 80-81.

da oração. Trata-se de objetivos a realizar numa pedagogia evangélica.

10.1. Critérios para a ação pastoral

380. Com esse espírito, é importante agir de acordo com os seguintes critérios:

381. 1) Ajudar os jovens a viver sem drogas, mostrando-lhes que esses produtos provocam um desvio dos interesses fundamentais da existência, de seus projetos e de seu desenvolvimento pessoal. A droga arruína o corpo e reduz as possibilidades pessoais.

382. 2) Apresentar modelos de comportamento, exortando a evitar seguir certas modas e criando novas correntes de opinião. Também será possível favorecer outras formas de afirmação pessoal e de grupo.

383. 3) Ajudá-los a suportar o estresse da vida diária desenvolvendo as suas capacidades interiores para que saibam enfrentar as dificuldades inerentes à vida. Ensiná-los a refletir, a meditar, a rezar e a escutar a palavra de Deus pode favorecer a construção de sua personalidade.

384. 4) Impeli-los a amar a vida e o relacionamento com os demais, ao enriquecimento de sua vida sensorial e sentimental, com a música, a poesia, encontros com amigos, experiências comunitárias serenas, mas também com a busca do silêncio, que ajuda a encontrar-se consigo mesmo num clima de paz e serenidade que favorece a edificação pessoal. Essa formação na palavra e no silêncio, que é particularmente importante no quadro da educação, o é ainda mais quando se trata de drogados, os quais experimentam difi-

culdades para desenvolver sua vida interior e viver um relacionamento com os outros.

385. 5) Apoiar as famílias para que sejam um ambiente de vida sereno e estimulante, especialmente entre as gerações, porque os casais em crise provocam também crises nos filhos. Os encontros, o diálogo e a compreensão entre as pessoas são de importância vital para os filhos.

386. 6) Compreender que também os jovens têm suas opiniões, eventualmente diferentes das dos adultos, e que estes últimos podem abrir-se a outros aspectos da vida graças a seus filhos. O diálogo é um elemento essencial da relação educativa.

387. 7) Ajudar os jovens a estruturar sua inteligência, para que não dependam da opinião do ambiente, segundo a qual todas as idéias são equivalentes, todos os modelos de vida são de igual valor e o último pensamento de moda seria mais verdadeiro que todos os que amadurecem ao longo da história da reflexão humana. Por vezes os jovens precisam de conhecimentos, de cultura e de caráter para que não se deixem arrastar a conceitos intelectuais muito marcados pela época que se mostram nefastos. Desse modo, é preciso estimular os jovens a uma inteligência crítica, para que sejam capazes de resistir também a solicitações que possam prejudicá-los.

10.2. Locais educativos de acolhimento que convém incrementar

Estruturas educativas adequadas

388. Os critérios que descrevemos deveriam fazer parte de estruturas educativas que convém criar para apoiar as que já existem (família, escola, paróquia, grupo de catecismo).

389. 1) Promover reuniões regulares de famílias dentro da paróquia ou no quadro da catequese das crianças para refletir sobre a educação e sobre os diversos problemas enfrentados pelos pais. É necessário realizar um trabalho de reflexão para ajudar os pais e os adultos a definir a pedagogia em matéria de educação religiosa e de formação moral das crianças e dos adolescentes.

Grupos de famílias

390. 2) Criar nas paróquias uma espécie de "escola de pais" que ofereça um itinerário de descoberta e de apoio educativo e pedagógico. Muitos adultos precisam descobrir a função educativa e ser encorajados a assumir seu papel de educadores de seus filhos. Nesse espaço paroquial seria possível dispor de um espaço de acolhimento e de escuta para todos os que o desejassem (a sós ou em casal), de um tempo de reflexão e de troca de idéias sobre as dificuldades vividas, e de um momento de formação sistemática com diversas intervenções: psicológicas, pedagógicas e religiosas.

Cursos para pais

391. 3) Nas escolas cristãs e nos ambientes dos bairros, dar atenção às personalidades débeis e a eventuais comportamentos delituosos dos jovens. Com efeito, o consumo de entorpecentes começa entre os 11 e os 15 anos. Por isso, é preciso recordar as normas que regulam o trabalho e a vida social na escola, ensinar as leis civis que organizam a sociedade e ajudar a descobrir os valores morais que estão na base de nosso comportamento. A educação no sentido da lei é uma das responsabilidades, por vezes descuidada, dos pais, dos professores e dos adultos em geral. É necessário ensinar os valores morais, tal como o respeito pela lei, o respeito pelos adultos, pelos

Prevenção nas escolas

professores, por si mesmo e pelos outros, o respeito pelos bens e por tudo o que pertence aos outros e à sociedade, o sentido da solidariedade, da dignidade humana e da partilha.

Prevenir criando lugares sãos de divertimento

392. 4) Criar lugares específicos para acolher os jovens em seus momentos de lazer, com o fim de evitar a vagabundagem e a tentação de formar bandos, que não deixariam de cometer malfeitorias, sobretudo nas zonas periféricas das grandes cidades. Por obra dos adultos, esses lugares poderiam oferecer várias atividades recreativas, desportivas, educativas e também ajuda escolar aos mais atrasados e ajuda psicológica aos que começam a marginalizar-se.

393. Com espírito de acolhimento e acompanhamento, a comunidade cristã deve tomar seu lugar na prevenção da toxicodependência, na ajuda aos toxicodependentes e no apoio aos que procuram reintegrar-se. Os cristãos devem poder trabalhar com os meios próprios da Igreja. A Igreja acolhe todas as pessoas sem distinção alguma e propõe-lhes uma busca espiritual que as ajude a descobrir o amor de Deus.

11. Organização de programas de orientação e estruturas pastorais

Programas de prevenção e reintegração

394. Em muitos países, algumas comunidades cristãs puseram em marcha programas de prevenção e reintegração de toxicodependentes. Consoante os contextos sociais de cada país, é possível inspirar-se em alguns princípios para criar estruturas que correspondam às necessidades locais es-

pecíficas. Podemos propor, sucintamente, o seguinte quadro de referência:

Estilo de vida e respeito dos valores

395. 1) Ao acolher um jovem com dificuldades no seio de um grupo criado para isso, os educadores deverão propor-lhe que aceite os limites impostos, a sobriedade, um estilo de vida com mais relações, ser artífice de seu próprio desenvolvimento e respeitar certos valores: cooperação com os demais, respeito por si mesmo e sentido de participação. A finalidade desse estilo de vida é ajudá-lo a ser mais livre para controlar melhor a si mesmo e gerir sua própria vida.

Formação e apoio das equipes pastorais

396. 2) Essa tarefa educativa implica que os agentes pastorais estejam formados, mas também que as equipes pastorais os apóiem. Formação e apoio regular são indispensáveis para todos os que trabalham com toxicodependentes. De fato, esse trabalho é difícil, por vezes muito árduo, para a maioria dos que estão em contato regular com pessoas que vivem situações complicadas. Um sentimento de impotência e desalento pode apoderar-se do agente pastoral. É preciso evitar ficar sozinho ao enfrentar as questões que não deixam de aparecer quando se trabalha com toxicodependentes. Uma compreensão psicológica do que vivem e sentem os educadores é tão indispensável quanto realizar uma reflexão e uma investigação espirituais ou ser especialista numa determinada pedagogia. A formação e o apoio que especialistas e pessoas experimentadas podem prestar são necessários para levar a cabo uma tarefa com clareza de visão, que deve traduzir-se num auxílio eficaz aos toxicodependentes.

Curso básico para agentes de trabalho direto

397. 3) A Conferência Episcopal do país pode organizar uma formação básica para os membros de equipes pastorais que deverão trabalhar com os toxicodependentes ou que se encontram em zonas particularmente permeáveis aos fenômenos da droga. Esses agentes pastorais, que estão em contato direto com os toxicodependentes, além de uma formação pessoal, precisam de uma formação humana e cristã que esteja aberta ao acolhimento, seguindo o exemplo de Jesus, que veio para que todos se salvem. O agente pastoral deve possuir também um espírito de abertura às novas formas de pobreza.

398. "Uma prioridade indiscutível é hoje a atenção preferencial aos pobres, aos marginalizados e aos emigrantes. Para eles, o sacerdote deve ser verdadeiramente um 'pai'."[9]

Sensibilização dos futuros sacerdotes

399. 4) A partir da formação recebida no seminário, seria útil que os futuros sacerdotes nas dioceses de zonas urbanas, chamados a desempenhar um ministério específico entre os jovens, pudessem participar das atividades de um centro de acolhimento de jovens toxicodependentes, com a finalidade de compreender o itinerário terapêutico e sensibilizar-se para o acompanhamento desses jovens.

400. 5) Os sacerdotes que trabalham numa comunidade paroquial com jovens que se marginalizam ou que são toxicodependentes deveriam reunir-se regularmente e apresentar propostas a todas as paróquias para que estejam mais atentas e sejam mais ativas nesse campo.

9. JOÃO PAULO II, *Dono e mistero nel 50º del mio sacerdozio*, Città del Vaticano, Libreria Editrice Vaticana, 1996, 106 (La "cura animarum").

401. 6) As diversas congregações religiosas, tanto masculinas como femininas, em particular as que têm o carisma da caridade, poderão sem dúvida colocar a serviço dessa nova necessidade religiosos e religiosas que prestem sua colaboração e se insiram em atividades organizativas nas paróquias ou criem suas próprias estruturas.

Inspirar-se no Evangelho

402. 7) Nenhum programa de acompanhamento educativo, pastoral, terapêutico ou de reintegração social deve recorrer a formas de violência física, verbal ou psíquica, antes deve ater-se ao espírito do Evangelho. A palavra do Evangelho convida-nos a ser próximos e a ter compaixão dos outros no relacionamento, como também a ser sinceros e enérgicos nas exigências da vida. É desejável que a metodologia se proponha como objetivo estabelecer entre os jovens, tal como entre jovens e adultos, o amor fraterno, graças ao qual cada um se interesse pelo outro, estabelecendo uma relação de comunhão e abrindo um caminho de esperança como sinais tangíveis da Igreja.

Estimular processos de maturação

403. 8) A Igreja criou em muitos países comunidades terapêuticas com locais de residência, mas estes não são a única resposta ao problema da toxicodependência; existem também outros lugares em ambiente aberto, e podem desenvolver-se outros tipos de experiência conforme as situações locais. Em qualquer caso, é importante dizer à pessoa que pede ajuda e assistência: "Só você pode procurar libertar-se, mas não sozinho. Outros o acompanharão em seu percurso".

404. No que diz respeito a novas drogas e ao álcool, que em certos países os jovens usam muito, é

preciso antes de mais pensar na prevenção, já que os consumidores, ocasionais ou não, dessas drogas não se consideram toxicodependentes e, por isso, não sentem a necessidade de um esforço de libertação.

Seguimento do processo de reintegração

405. 9) O responsável pastoral, com o seu grupo de voluntários, deve seguir o itinerário educativo do jovem com encontros periódicos, principalmente na fase de reintegração à sociedade.

406. É desejável que todos os meses se convoque uma reunião plenária de todas as famílias com as pessoas que se ocupam especificamente desses jovens, para dialogarem sobre o que experimentaram no decurso do período passado e poderem assim ser esclarecidas e amparar-se mutuamente.

407. Se o jovem segue o objetivo pedagógico, também os pais e as famílias devem seguir um itinerário paralelo, com a finalidade de refletir sobre suas atitudes e ser ajudados em seu modo de viver sua relação pedagógica. Quando numa paróquia, ou num grupo de paróquias, se encontram várias famílias com problemas de toxicodependência, convém que se reúnam periodicamente para falar dos problemas que devem enfrentar.

408. Também se pode organizar anualmente uma "Semana Paroquial, ou Interparoquial, de Solidariedade e Participação", com testemunhos diversos, diretos ou indiretos, sobre as novas formas de pobreza e sobre o compromisso assumido pelos diversos grupos, associações e movimentos paroquiais, que suscitem nos paroquianos o desejo de ser parte cada vez mais ativa na ajuda fraterna aos mais necessitados.

409. É desejável que as dioceses, as paróquias e as congregações religiosas que possuem locais habitáveis os coloquem generosamente à disposição de grupos pastorais que se ocupam de jovens com dificuldades, sem fins lucrativos, para experiências de reintegração social de toxicodependentes e alcoólicos.

Oferta de estruturas de formação

410. Para poder agir com a máxima eficácia, é mais importante que nunca:

411. 1) colaborar com os serviços públicos, respeitando o caráter específico do trabalho eclesial;

412. 2) organizar uma base de dados nas conferências episcopais nacionais, bem como um centro de estudos e de documentação, com o intuito de seguir as evoluções da toxicodependência e dos problemas dos jovens. Deveria encarregar-se desse serviço a Comissão de Pastoral da Saúde da Conferência Episcopal de cada país. O responsável por essa Comissão poderia assim estabelecer relações de trabalho e colaboração com os serviços do Ministério da Saúde que se ocupam dos problemas da toxicodependência, como também com o representante de certos organismos internacionais, como a Organização Mundial da Saúde (OMS).

Base de dados

413. Seria útil que em cada diocese se encarregasse uma pessoa da tarefa específica de seguir os problemas da droga no serviço da Pastoral da Saúde, com a finalidade de coordenar melhor as energias e sensibilizar toda a Igreja local. Também em âmbito regional se poderiam estabelecer relações entre as instituições juvenis e os serviços do Estado que se ocupam do tratamento e da as-

Comissões para as novas formas de pobreza

sistência aos toxicodependentes, para estudar o modo de coordenar as atividades educativas de prevenção ao uso das drogas.

Jornada internacional contra as drogas

414. Para reforçar a atenção prestada a esses problemas da sociedade, essencial para um cristão, poderá celebrar-se nas diversas paróquias a Jornada Internacional contra o Abuso e o Tráfico Ilícito de Drogas, que o Programa das Nações Unidas para o Controle Internacional da Droga organiza todos os anos, em 26 de junho.

capítulo

V

Atitudes pastorais a serviço da libertação da pessoa

415. A pessoa deve ocupar o centro da reflexão e da ação pastoral. Podemos reportar-nos aqui ao Evangelho, onde Jesus se manifesta como o terapeuta e o libertador por excelência. Todo crente, na ajuda que dá ou recebe, deve inspirar-se no Senhor Jesus, que é ao mesmo tempo o modelo de seu comportamento, a fonte de seu agir e o fundamento de seu ser. Seu estilo de relação com os outros deve inspirar o nosso, para que cada um aceite sua vida e a missão que lhe foi confiada.

Jesus é terapeuta

416. Certamente, o conceito de dever em relação a si mesmo, que leva ao da responsabilidade, não expressa por si só todas as perspectivas da vida cristã, cuja finalidade é o encontro com Deus e a participação na vida eterna, mas contém e propõe uma abordagem da pessoa que indica o horizonte de uma libertação desejada por Cristo. Não é por acaso que Jesus afirma que veio para os doentes e não para os sãos, para os pecadores e não para os justos (cf. Lc 5,31-32). Como qual-

Cristo veio para os doentes

quer outra pessoa, o toxicodependente é chamado a essa libertação de suas dificuldades interiores e exteriores, embora com freqüência apresente uma personalidade complexa que torna difíceis tanto a evolução pessoal para a cura como a relação com Jesus.

1. Comportamento do toxicodependente

O toxicodependente sofre

417. A vida do toxicodependente está marcada por numerosos imperativos que o levam a ter um comportamento penoso para ele próprio e para os outros.

418. 1) Tende a dissimular seus atos e gestos, a manter relacionamentos conflituosos, a jogar com seus sentimentos e a manipular os dos outros, a mentir para si mesmo bem como aos que se encontram ao seu redor.

419. 2) Freqüentemente assume atitudes negativas a respeito de si próprio e por vezes é incapaz de reconhecer que precisa de auxílio. Não dá o devido apreço a si mesmo, perde qualquer perspectiva de futuro e ao menor fracasso põe de lado qualquer esforço. Fecha-se num universo de solidão, perde confiança em si próprio e desconfia especialmente dos demais.

420. 3) Oscila entre desejos de mudança e sonhos de poder ser forte e resistente diante da droga. Seu desejo de paz interior e normalidade, para viver como os outros, sua incapacidade de suportar a rotina do dia-a-dia, seus impulsos para distanciar-se de um prazer intenso, uma angústia profunda e a aspiração à serenidade são aspectos que manifestam uma personalidade interiormente muito transtornada, cheia de contradições e dilacerada. O toxicodependente sente-se por vezes em contraste com sua educação.

2. Saber aceitar, no âmbito pastoral, o encontro com o toxicodependente

A função da paciência

421. O encontro pastoral com toxicodependentes desperta muitas interrogações. A perspectiva e mesmo a esperança de encontrar a causa do problema que os afeta nos fazem pensar que é possível aliviar o sofrimento profundo que notamos neles e ajudam a superar a sensação de impotência perante uma espécie de escravidão. Os agentes pastorais devem programar sua ação pedagógica e pastoral a longo prazo, com uma paciência infinita, para evitar oscilar eles mesmos entre o idealismo de uma estratégia e de um método que seriam automaticamente eficazes e o desalento que sobrevém mais cedo ou mais tarde, porque as recaídas e recidivas são muitas.

Aceitar o toxicodependente com o seu sofrimento

422. A toxicodependência, como a febre, é um sintoma e não uma doença. Manifesta problemas pessoais, relacionais, sociais, espirituais e leva a uma conduta específica. Por conseguinte, é importante aceitar o toxicodependente com seu sofrimento, sem idéias preconcebidas, sem preconceitos; isso permite compreender uma parte dos motivos; estabelecer-se-á uma relação de ajuda que poderá fazer com que o indivíduo reaja no momento oportuno; será acompanhado com fide-

lidade e tenacidade, embora as opções não possam ser partilhadas, sem desalentar-se nem resignar-se diante dos fracassos.

Fé autêntica, opções razoáveis

423. A adesão à esperança cristã diante das situações e a disponibilidade ao acolhimento e à escuta são qualidades indispensáveis. Por outro lado, uma preparação apenas intelectual e técnica é totalmente insuficiente para enfrentar os fenômenos da toxicodependência e dar atenção ao toxicodependente enquanto ser integral. Só poderá ser eficaz se se basear em opções de vida coerentes e generosas. Uma fé autêntica, fundada numa procura permanente do rosto de Cristo nos pobres e nos oprimidos, nos que têm o coração perturbado, pode ajudar a manter e a incrementar nossa confiança em Cristo. A paixão pelo homem faz que a prática pastoral seja fecunda e permite estabelecer uma relação desinteressada que comporta um certo número de frustrações.

Necessidade de ser ouvido

424. Cada toxicodependente tem sua história, sua experiência única, uma vida tortuosa, apesar das informações e advertências recebidas; tem suas próprias possibilidades, que nunca são verdadeiramente expressas; guarda a recordação de momentos positivos em sua vida e, no entanto, continua marcado por uma visão negativa sobre si mesmo e sobre a vida, bem como pela contradição. Precisamente por isso, como já dissemos, o toxicodependente precisa que o escutem sem colocar seu discurso unicamente no quadro de uma justificação de seu comportamento; precisa ser animado e acompanhado com paciência e afeto, com a inserção de um certo número de exigências que es-

timulem suas potencialidades, mas ao mesmo tempo com respeito por sua dignidade.

425. A vida do toxicodependente não deve ser vista apenas como uma série de problemas, mas como a vida de uma pessoa; não como um caso a analisar, mas como um ser que é preciso amar; não como uma pessoa a convencer e condicionar, mas como uma pessoa que é preciso valorizar, ajudando-a a descobrir suas riquezas e os caminhos de uma vida bela e rica, e a adquirir uma estima real de si mesma.

3. Um projeto pastoral orientado para uma aceitação responsável de si mesmo

Manifestar a ternura de Deus a exemplo de Cristo

426. No Evangelho, Cristo está atento aos que vivem em situações humanamente sem esperança. Em cada encontro, Cristo escuta os lamentos e os sofrimentos, e sem minimizar o peso das dificuldades dirige um olhar amoroso às pessoas e abre-lhes um futuro, fazendo-lhes entrever a misericórdia de Deus e o sentido de uma vida libertada de seus entraves (cf. Mt 9,1-8; 27-31; 32-38; Mc 1,21-34; 40-42). Seguindo o exemplo de Cristo, os que acompanham os toxicodependentes são chamados a manifestar-lhes o amor e a ternura de Deus, para que se estimem, respeitem e amem; além disso, devem estabelecer com os drogados uma relação de confiança, sem cumplicidades nem condescendências, que estimule o toxicodependente a comprometer-se em caminhos novos. O agente pastoral deve ter a preocupação de trabalhar na perspectiva do acolhimento evangélico sem nunca desanimar.

O agente pastoral é guiado pelo Evangelho

427. O Evangelho é uma escola de liberdade e responsabilidade. Deus nos dá a vida para que a façamos frutificar. Dilapidar o que nos foi confiado não corresponde à nossa vocação humana. O sacerdote e o agente pastoral sabem que trabalham a longo prazo, adotando uma orientação evangélica. É deveras importante ajudar a pessoa a recuperar relações positivas com sua família, sua escola e seu ambiente profissional, com seus amigos e os diversos protagonistas da sociedade, a fim de se inserir numa rede de relacionamentos que contribua para a promoção do indivíduo.

4. A função da família

Ajuda às famílias

428. A ação pastoral deve também ter como objetivo ajudar e amparar a família. Esta desempenha uma função essencial na educação e na reeducação do toxicodependente. É a primeira responsável pelo processo educativo e pela reabilitação. Pelo clima que criam, por seu testemunho perseverante e por suas palavras oportunas, os pais são elementos indispensáveis na vida de quem quer sair do mundo da toxicodependência. Por isso, é importante que estejam comprometidos ao máximo no processo de cura de um membro de sua família afetado pela toxicodependência.

Apoio aos pais

429. Os pais ficam muitas vezes desconcertados com a toxicodependência de algum de seus filhos. Sentem-se culpados e pensam que cometeram erros em sua relação pedagógica. Por isso, ques-

tionam sua própria atitude e vivem dolorosamente a situação, fechando-se no silêncio e na solidão. Nesse clima, por vezes são agredidos pelo filho toxicodependente, que lhes censura o estilo de vida em que viveu. Os pais tomam freqüentemente essas censuras ao pé da letra e custa-lhes muito refletir e agir com serenidade. É importante que sejam ajudados pela sociedade, ou seja, por um quadro legislativo e institucional que valorize a família e garanta suas responsabilidades educativas. É também necessário que na sociedade não se desacreditem os valores por ela transmitidos.

430. Os pais podem ser ajudados também por diversas associações e estruturas pastorais que poderão acolhê-los e refletir juntamente com eles sobre as situações e as atitudes que convém adotar. Poderão assim compreender melhor o que seus filhos vivem, especialmente quando estes aceitam deixar-se ajudar para sair da dependência da droga. O toxicodependente que se compromete num processo de libertação do produto sente por vezes a necessidade de se afastar dos pais depois de tê-los ofendido. Os pais ficam surpreendidos com essa mudança repentina, freqüente nos toxicodependentes. O tempo de mudança de atitude no toxicodependente leva a um certo distanciamento dos pais e da família em geral; isso com freqüência é suficiente para ultrapassar o ressentimento e o peso da culpa, para sentir-se suficientemente sereno e capaz de aceitar uma crítica positiva. Cresce nele o desejo de esclarecer o vínculo com a família e começar novas relações com ela. É im-

portante que a família se sensibilize a respeito dessa necessidade para que possa acolhê-lo e não perca essa oportunidade.

A pessoa ocupa o centro da ação pastoral

431. Nas preocupações pastorais, tomar a pessoa como centro significa respeitar sua história e tratar com interesse e discrição sua família. Favorecendo uma integração do indivíduo em sua família, com a aceitação de sua história e de seu passado, a ajuda que se presta ao toxicodependente adquire um valor essencial, porque lhe permite unificar sua existência e contribui para a estabilidade e o equilíbrio interior da pessoa.

Encontros regulares

432. Nunca se deve esquecer que quando uma família recorre a um centro de acolhimento pastoral para toxicodependentes é porque se encontra atormentada por um conflito interior muito penoso e prolongado. Deve ser ajudada e também visitada pelo sacerdote ou por um agente pastoral. Encontros regulares vão ajudá-la a falar das dificuldades que vive e a encontrar a atitude adequada para ajudar o filho em seu processo de saída da toxicodependência.

A família, um recurso pastoral

433. Com freqüência, cada um dos membros da família amadureceu convicções e alimentou atitudes contraditórias em relação à toxicodependência. A família isolou-se de seu ambiente e reduziu seus contatos. Por isso, precisa sobretudo ser acolhida num quadro pastoral sem ser julgada, poder falar de seu sofrimento com outras famílias que vivem a mesma situação e sentir-se protegida com o fim de recuperar a confiança. Deve ser concebida como um lugar de recursos que é necessário aproveitar.

5. A função da catequese

Preencher a ausência de fé

434. A catequese das crianças e dos adolescentes desempenha uma função central na educação para o sentido da vida e, portanto, na prevenção contra a droga. O progresso da toxicodependência teve lugar em paralelo com uma lenta descristianização, a qual começou com o abandono da catequese das crianças. A falta de estímulos à vida espiritual e a uma relação com Deus, alimentada pela descoberta de sua Palavra e pelos sacramentos recebidos por meio da Igreja, deixa em muitos jovens um grande vazio, que procuram preencher com recursos artificiais. Fazer que as crianças descubram a compreensão do mistério cristão, do qual participamos graças ao Batismo e à Comunhão eucarística para nos abrir à vida eterna, ajuda-as a conceber sua vida em relação com Deus, Pai, Filho e Espírito Santo, que é amor e fonte de relação.

Comunidades vivas para uma catequese eficaz

435. As comunidades cristãs devem mobilizar-se a favor da catequese das crianças, que é necessário considerar uma prioridade pastoral. É indispensável que a catequese dos jovens seja ministrada por comunidades vivas, que dêem testemunho de fé, esperança e caridade, recebidas como dons de Deus. Os jovens vão para onde notam que há vida, embora alguns confundam por vezes atitudes fáceis e superficiais com atitudes religiosas autênticas e exigentes. No quadro social atual, deixam-se enganar por ídolos. Descobrir Deus, viver de sua Palavra e dos sacramentos e inserir-se na Igreja são tarefas primordiais que a catequese deve propor. Suscitando a fé e educando a consciência cristã, ela ajuda a criança a descobrir que Deus a ama e a quer por si mesma.

Compreende que, graças ao Batismo, se torna filha de Deus e irmã de Cristo e, portanto, irmã dos homens. O Espírito Santo lhe é dado para que entenda a palavra de Deus e dê testemunho dela. Uma relação forte com Deus a faz entender a confiança do Senhor e da Igreja em relação a ela.

O catequista, testemunha do amor do Pai

436. Alguns catequistas duvidam por vezes se devem falar às crianças do amor de Deus, nosso Pai, ou do sentido cristão da família, com o pretexto de que elas vivem em situações familiares dolorosas, têm uma má imagem de seu pai ou se encontram num ambiente familiar muito complexo e alterado. Pelo contrário, não convém privá-las da revelação da paternidade divina; senão a visão cristã corre o risco de depender dos costumes e dos problemas de uma época; a catequese iria juntar confusão aos transtornos atuais da filiação.

Educação na fé como preparação para a vida

437. A educação para a oração, a meditação, a celebração eucarística e a prática dos sacramentos são garantia de êxito para o progresso da vida espiritual e da vida integral do indivíduo, que assim poderá enriquecer e aprofundar sua vida interior. Portanto, a pedagogia da catequese deverá procurar ensinar o jovem a assimilar as verdades da fé, que o ajudarão a compreender melhor como deve ser o seu relacionamento com Deus. Há de viver esse itinerário de formação cristã dentro da Igreja, numa comunidade acolhedora, ativa e aberta aos outros, especialmente aos mais pobres e marginalizados. Esse itinerário de estímulo à vida espiritual é para a Igreja um modo de trabalhar, de forma positiva, na prevenção contra a droga, assegurando uma educa-

ção básica à criança e ao adolescente. Contudo, estamos lúcidos e não nos enganamos, porque sabemos que todas as pessoas têm as suas fraquezas e podem deixar-se arrastar para modos de proceder que as escravizam. Mas é preciso privilegiar a verdade, a honradez e os relacionamentos autênticos.

6. A função da escola católica

438. Os cristãos comprometidos com o serviço à vida e que lutam contra a droga devem atuar de maneira explícita, como cristãos, para que o específico da mensagem evangélica mostre claramente que é Cristo quem nos revela o sentido último da existência.

A escola católica, lugar de difusão dos valores cristãos

439. A transmissão dos valores cristãos ocupa o centro da problemática da escola católica; esses valores orientam o modo de abordar os programas e sua realização pedagógica, ajudando os alunos a ordenar corretamente suas ações para Deus, "sumo bem e fim (*telos*) último do homem"[1]. Precisamente com esse espírito deve atuar a escola católica; comunicar os conhecimentos e os instrumentos do saber que formam os jovens para que se tornem membros ativos e responsáveis da sociedade, educando-os na liberdade, na relação com os outros graças aos valores humanos e morais iluminados pelo Evangelho. Contribuir para formar homens e mulheres capazes de orientar-se corretamente na vida, de ter domínio de si

1. João Paulo II, *Veritatis splendor*, 73.

mesmos e de compreender o perigo contido em certas alienações, como a droga.

Formação da inteligência

440. É preciso fazer um esforço muito particular para favorecer a formação da inteligência: domínio da linguagem, da lógica, do raciocínio e da memória, para que o jovem adquira o sentido da verdade e da bondade moral. Para evitar o "relativismo moral", é importante ajudar os jovens a compreender o que representam os valores morais e certas situações que estão objetivamente em contradição com os princípios fundamentais. A literatura, a filosofia e a moral contêm abundantes textos de autores habitualmente estudados na escola que favorecem a formação da inteligência e da consciência moral dos alunos.

Aprender a arte do discernimento

441. Aprender a refletir sobre os comportamentos e analisá-los em relação aos valores morais universais contribui para uma sadia formação no discernimento sobre o que se deve fazer; isso deve levar progressivamente a criança e o adolescente a procurar "o bem moral a praticar"[2]. A formação moral no âmbito da catequese e da escola católica baseia-se no aprofundamento da vida cristã. "Evidentemente, deve ser uma ordenação racional e livre, consciente e deliberada, com base na qual o homem é 'responsável' por seus atos e está sujeito ao juízo de Deus."[3] Convém recordar que a vida moral deve ser acompanhada de uma experiência espiritual fundada na relação com Cristo.

Comportamentos morais

442. A educação moral é uma escola em que se aprende a liberdade. Uma atitude despreocupada ou

2. Ibid., 8.
3. Ibid., 73.

frouxa da parte dos adultos falseia a relação educativa, de modo especial no âmbito da família, da catequese ou da escola.

Respeito da lei moral e a escola

443. A função dos educadores consiste em compreender o comportamento dos jovens toxicodependentes, que chega a desenvolver-se também dentro da escola, para encontrar soluções pedagógicas. Essas atitudes manifestam um desafio perante a proibição que o uso de entorpecentes e um costume que se difunde representam, porque as drogas costumam ser apresentadas como um fonte de bem-estar e prazer. A escola é o lugar por excelência em que a criança deve confrontar-se com as leis sociais e a lei moral, prolongando o que normalmente já terá vivido em família. Uma contradição entre o que se vive em família e o que se vive na escola contribui para desconcertar os jovens, que já não sabem onde encontrar seus pontos de referência. Por esse motivo, é importante que a proibição das drogas seja claramente apresentada no âmbito escolar e que toda transgressão seja castigada, para evitar que as crianças ou os adolescentes se marginalizem e se afundem no círculo vicioso da toxicodependência. Assim, é preciso convidar os adultos, os pais e as equipes pedagógicas para que se mobilizem nesse sentido.

Proibir o uso das drogas

Paciência e constância

444. Por último, no interior da escola, os adultos devem estar particularmente atentos aos que fizeram uso de drogas, que se encontram em dificuldades pessoais e/ou familiares e que tendem a isolar-se, a ser agressivos, a ser passivos, a não trabalhar, a tomar atitudes anti-sociais, a maltratar por palavras ou ações os demais jovens e

mesmo os adultos. Nem sempre é simples nem fácil enfrentar esse tipo de situações. Apesar disso, é importante que o adulto permaneça em seu lugar e em sua tarefa, para intervir de modo correto e adequado. Os adultos não devem desanimar com facilidade. O educador deve ter paciência para ver os jovens desenvolverem-se lentamente. A maturação da inteligência e da consciência moral realiza-se progressivamente.

7. O voluntariado

445. A toxicodependência, como outros desvios, é um problema que não pode ser reduzido a uma dificuldade pessoal ou familiar; ela revela um mal-estar mais profundo. Manifesta a incoerência dos estilos de vida dos nossos contemporâneos, a dissolução dos vínculos sociais e a desagregação dos ambientes de vida. A tarefa pessoal que melhor corresponde às necessidades deste tempo consiste em criar redes de comunicação e solidariedade, em desenvolver a pertença social de cada um, em favorecer as relações de apoio e ajuda, para que cada um possa ocupar o lugar que lhe cabe na sociedade e sentir-se responsável por seus irmãos. É uma prioridade para a pastoral, assim como para a prevenção da toxicodependência.

Função do voluntariado organizado

446. Os centros pastorais de acolhimento para os toxicodependentes surgiram do voluntariado de cristãos que desejavam comprometer-se para responder aos novos desafios do nosso tempo. Os centros pastorais procuram sempre associar muitos

voluntários, incluindo as famílias dos toxicodependentes, cuidando de sua formação. É necessário louvar o trabalho realizado generosamente por todos os que assim se colocam generosamente a serviço dos outros. Não se pode deixar de incentivar um número cada vez maior de pessoas a participar de atividades de voluntariado a serviço dos mais pobres da sociedade, especialmente dos que se encontram em situações de marginalização. Uma das peculiaridades da Igreja desde as origens é precisamente dirigir sua atenção aos mais pequenos, que são os prediletos de Deus.

Mediadores entre os marginalizados e a sociedade

447. Os voluntários prestam uma ajuda notável aos jovens que têm dificuldades; além disso, não receiam levantar a voz para que a sociedade se preocupe cada vez mais com os problemas da juventude, especialmente no que se refere à toxicodependência. Estão sempre dispostos a apoiar os pais e os educadores em sua missão específica. Podem desempenhar também uma função de mediação entre pessoas que correm o risco de ficar marginalizadas e afastadas e as que levam uma vida normal na sociedade. Os voluntários na pastoral, cuja valentia e cuja tenacidade são louváveis, são testemunhas de numerosos sofrimentos humanos, que procuram aliviar participando em vários programas de educação de toxicodependentes. Não se pode deixar de convidar todos os homens de boa vontade a que se unam para resolver o problema da toxicodependência, um dos mais terríveis para a juventude atual em todos os continentes.

8. Acompanhamento espiritual e toxicodependência

448. A Igreja continua a missão de Cristo, dirigindo sua atenção para toda a humanidade e para as situações mais diversas, em particular as dos pobres. A pobreza material freqüentemente impede os homens e mulheres de viver dignamente. Mas a pobreza moral e espiritual, que se revela na toxicodependência por uma profunda solidão e por uma forma de depressão, constitui um sofrimento intenso para o toxicodependente e para as pessoas que o rodeiam. A ação pastoral deve ter como encargo restituir ao toxicodependente sua dignidade e sua liberdade.

Restituir o sentido da dignidade

449. A Igreja interessa-se por cada pessoa em particular, porque tem um valor infinito. Compromete-se pastoralmente nesse trabalho, amando as pessoas pelo que elas são, desejando viver com elas as exigências do amor evangélico. Cristo está perto de todas as pessoas e quer que cada uma delas escute seu convite para que ame e conheça o amor de Deus.

8.1. Princípios de ação pastoral e de orientação espiritual

450. Da perspectiva cristã, a relação com Deus permite ao homem reconhecer seu destino sobrenatural[4]. O homem é chamado a viver desde agora o amor de Deus, que lhe revela a profundidade de seu ser: só Deus pode satisfazer totalmente os desejos humanos. Convida o homem a participar na vida divina, que ultrapassa tudo o que

4. Cf. Henri de Lubac, *Surnaturel*, Paris, DDB, 1991, 634.

o homem possa imaginar[5]. A vida interior é desse modo a expressão da presença de Deus no homem, a partir dos objetos da fé e da atuação dos valores evangélicos na realidade do mundo. Expressa-se mediante formas diversas de espiritualidade. Por esse motivo a vida espiritual não pode ser confundida com a vida da inteligência, como se desejaria pensar hoje, por meio da poesia, da arte, da estética, da filosofia ou da sabedoria moral, quando se fala de "espiritualidade laica". Mais precisamente, o Espírito Santo é o Mestre da vida interior que faz nascer e crescer "o homem interior" (cf. Rm 7,22; Ef 3,16). Por isso, a vida espiritual está sempre em relação com a dimensão religiosa e cristã que a fundamenta.

451. O homem realiza-se abrindo-se à vida de Deus. A graça sustenta a vida espiritual e permite-lhe desenvolver-se. A vida espiritual abarca e inspira a pessoa, em seu ser e em seu comportamento, e permite-lhe pôr em prática os valores da vida. Por isso, é fonte de libertação e favorece o amadurecimento moral e espiritual de cada um. Nós haurimos dela a força, a coragem e a esperança para restaurar e salvar toda vida humana. Deus está presente e jamais abandona o homem à deriva. Sua graça atua continuamente para nos convidar a uma fé mais forte, a uma caridade mais ativa e a uma esperança mais confiante, com o fim de renovar "o homem interior". "O Senhor Jesus Cristo, médico das nossas almas e dos nossos corpos, que perdoou os pecados ao paralítico e lhe restituiu a saúde do corpo (Mc 2,1-12), quis que a Igreja

5. Cf. ID., *Le mystère du surnaturel*, in *Oeuvres complètes*, XII, Paris, Cerf, 2000, 367.

continuasse, com a força do Espírito Santo, sua obra de cura e de salvação [...]."[6] É essa a finalidade da ação pastoral da Igreja.

8.1.1. Uma pastoral de acolhimento

Saber acolher e fazer-se compreender

452. A pastoral da toxicodependência deve ser realizada perto do meio em que vivem os que se encontram sob essa dependência. Por isso, é necessário conhecer seu tipo de linguagem, seu estilo de vida e seu sistema de funcionamento, com a finalidade de chegar junto deles e ajudá-los a sair daí. Também é necessário ter em conta que os toxicodependentes em sua maioria costumam ser ignorantes em matéria de religião ou não se interessam pela fé cristã, embora no mais íntimo de seu ser possuam aspirações espirituais profundas, sem que tenham consciência de que seu estilo de vida está muito longe do que realmente procuram.

Escutar as queixas pelas injustiças sofridas

453. O toxicodependente manifesta desconfiança e recusa as normas e as pessoas que representam a sociedade e a cultura do lugar. Por trás de sua desconfiança, expressa por vezes o que considera injusto e desumano em certas normas sociais. Reconhecendo suas reivindicações demonstramos ao toxicodependente que escutamos seus queixumes e que ele se encontra na presença de cristãos conscientes dos problemas atuais da sociedade, e que querem contribuir para solucioná-los. Os cristãos comprometidos nessa ação pastoral a serviço dos toxicodependentes desejam ter em conta o ser integral, incluindo sua dimensão religiosa.

6. *Catecismo da Igreja Católica*, 1421.

454. O sacerdote e o agente pastoral devem realizar muitos esforços para estar presentes no ambiente do toxicodependente, o qual, com sua recusa da realidade e com seu modo de manipulá-la, submete a juízo um bom número de valores e de normas. Com paciência, é necessário aceitar entrar em diálogo com o toxicodependente, para que volte à realidade e entre numa dinâmica que lhe permita permanecer na verdade. Num primeiro momento, o gesto, a presença e um sinal de interesse são mais importantes que as palavras, preparando progressivamente um diálogo autêntico. O toxicodependente precisa de encontros que o levem a passar da confusão da linguagem para a palavra, da tentação da autodestruição para a auto-estima, da dependência para a liberdade. Esse processo é lento e difícil.

Escuta paciente

8.1.2. Uma pastoral de escuta

455. O toxicodependente quer ajuda, mas ao mesmo tempo mostra-se cético e desconfiado. Esconde-se por trás de uma imagem defensiva que o impede de manifestar seus sentimentos autênticos. O sentimento de culpa é muito forte nele, especialmente quando não está sob o efeito da droga. Embora procure negar sua culpa quando a nota em seu interior, sente-se angustiado. É este um momento privilegiado para o acompanhamento espiritual e pastoral, porque o drogado precisa expressar esse sentimento que o oprime. Esse sentimento de culpa caracteriza-se em particular por verificar a fidelidade constante de seus pais — especialmente da mãe —, os quais, apesar do comportamento negativo de sua parte e de suas contínuas mentiras, continuam a ter es-

Estimular a reflexão

perança nele e a ajudá-lo a sair do inferno da droga. Trata-se de uma tomada de consciência que pode levar a duas saídas possíveis: a avançar com o processo de transformação ou a travá-lo, dado o medo que sente perante a possibilidade de enganar uma vez mais sua família.

Facilitar a reconciliação sacramental

456. Quando o toxicodependente chega à fase da avaliação global de sua própria vida, se teve no passado uma experiência religiosa, com freqüência pede para receber o sacramento da Reconciliação. Embora tenha encontrado uma certa serenidade no decurso das diversas sessões terapêuticas e no acompanhamento pastoral, permanece nele uma insatisfação profunda que o leva a falar com um sacerdote. Verifica que o reconhecimento de suas dificuldades é necessário para a vida futura, em vista do peso do pecado ou do remorso. A confissão do mal cometido traz ao toxicodependente um grande alívio. Ser acolhido e ouvido com o mais profundo respeito é uma atitude que comporta um importantíssimo valor terapêutico (cf. Lc 15,11-32). Numa comunidade de acolhimento, a possibilidade de enfrentar as próprias culpas e de confessar o mal cometido é vivida como um elemento essencial da cura.

Cada passo em direção à fé deve seguir-se com muita atenção

457. Por isso, seria perigoso suscitar e alimentar sentimentos de culpabilidade, pois tornariam difícil qualquer evolução. Cabe ao sacerdote estimulá-lo ao sentido da reconciliação e do perdão de modo responsável diante de Deus. O toxicodependente que pode expressar seus pensamentos e sentimentos e traduzir em palavras seu sentimento de culpa chega a ser mais livre; e o Sacramento da Reconciliação torna a cura interior mais

completa. Sem se tratar de ir demasiado depressa no plano religioso, cada etapa continua a ser um passo propedêutico para encaminhar-se para uma maior liberdade e para um acompanhamento que ajude a ultrapassar as diversas dificuldades do período de desintoxicação.

8.1.3. Uma pastoral que eduque no sentido do tempo

Convite a um exame objetivo

458. O toxicodependente é um manipulador, e seu discurso freqüentemente está impregnado de má-fé. Raramente mantém as promessas e os compromissos. Tem uma grande capacidade de mentir e enganar. Essa atitude é explicada pelo fato de procurar viver fora da realidade e de rodear a maior parte das dificuldades, em vez de enfrentá-las. O sacerdote e os agentes pastorais devem evitar ver-se implicados nesse jogo. Pelo contrário, devem conduzir o toxicodependente a uma confrontação objetiva com a realidade, para ajudá-lo a libertar-se de seus laços e chegar a ser mais adulto e mais maduro. Uma das causas da toxicodependência, como já dissemos, é não querer crescer e a necessidade de permanecer nas gratificações do mundo da infância. Assim, o uso das drogas vem alimentar um universo afetivo infantil para que não se precise renunciar a modos de relação muito profundos. Ao negar-se a crescer, o indivíduo permanece numa psicologia que não integrou o sentido do tempo e da história.

Educação no sentido da história

459. O trabalho pastoral deve permitir ajudar a pessoa a reatar o fio da história, a aceitar inserir-se no tempo e a amadurecer, em vez de julgar-se criança e, portanto, dependente. Com efeito, em

vez de rebelar-se contra sua falta de liberdade diante de um produto, o toxicodependente chega a agredir os pais e todos os que o rodeiam, acusando-os de uma dependência que sistematicamente não é de sua responsabilidade. Educar no sentido da história favorecerá um amadurecimento afetivo e intelectual. Com a ajuda de um sacerdote ou de outro guia, poderá repassar episódios dolorosos de sua vida e descobrir que Deus não é indiferente a todos esses acontecimentos. Deve aceitar a sua vida como o lugar de uma experiência de salvação oferecida por Deus. Em seu itinerário espiritual, o toxicodependente que se encontra com Cristo descobre que sua vida não está perdida. Certamente, sua história está marcada por fracassos, por culpas e pelo pecado, mas ele pode iniciar uma nova etapa, no decurso da qual poderá viver renovado e chamado à liberdade. O trabalho de recordação de sua história será possível se a relação entre o toxicodependente e o sacerdote for suficientemente digna de confiança.

8.1.4. Meditar a palavra de Deus

460. A escuta é indispensável, mas não é fim em si mesma. De fato, não se trata de ouvir por ouvir, porque o acolhimento da palavra do outro, no campo pastoral, é sempre uma ocasião de discernimento e de compromisso sobre o que se diz. O silêncio atento à expressão alheia é um requisito para que o indivíduo possa formular o que até então era implícito. Esta palavra íntima, por meio da qual manifesta seu arrependimento e sua esperança de libertação, poderá ser iluminada pela palavra de Deus. O sacerdote deverá instruir, mas — convém repeti-lo — sem querer ir demasiado depressa, pretendendo indicar soluções imediatas aos problemas espirituais que se apresentam. É importante que o indivíduo possa comprometer-se num processo de libertação avançando ao seu ritmo.

Cuidado com as soluções e conselhos que convém propor

461. Também é conveniente que quem faz o papel de guia esteja atento a não propor soluções ou dar conselhos que possam ser interpretados como ordens ou proibições, pois reforçam a recusa interior do toxicodependente em relação a todas as exigências, em vez de favorecer o desenvolvimento do indivíduo com a flexibilidade necessária. Em caso de fracasso ou de abandono do conselho escutado, o toxicodependente pode abater-se e acusar-se de seu fracasso. Um sentimento de impotência e dependência invade por vezes sua consciência e o faz retroceder até o ponto de recair na toxicodependência. O equilíbrio é frágil antes de a personalidade se consolidar psicológica e espiritualmente.

Fazer a experiência da Palavra de Deus

462. Nesse contexto, o sacerdote deve estar consciente do valor do sinal que sua pessoa representa. Se pronunciar uma palavra inoportuna, esta será interpretada como uma palavra infeliz da Igreja. O ensino da palavra de Deus deve ser acompanhado de uma experiência de fé no seio de uma comunidade que acolha com afeto a pessoa doente. Isso só pode acontecer com base em uma fé pessoal profunda, arraigada e vivida na Igreja. A relação afetiva com o toxicodependente, que pode parecer uma certa dependência entre as pessoas, é importante e permite-lhe acolher a palavra do pastor. Cria um clima que permite estabelecer vínculos necessários para um verdadeiro trabalho pastoral. É oportuno que a catequese se apóie nas diversas cenas bíblicas que possam iluminar a vida do toxicodependente e fazer-lhe entrever que também ele é chamado a realizar um caminho de conversão para seguir a Cristo.

8.1.5. Estimular ao sentido da oração e da vida sacramental

463. Como já ressaltamos ao longo deste estudo, se o trabalho pastoral deve considerar todos os aspectos da toxicodependência, cabe aos sacerdotes e aos agentes pastorais prestar a ajuda original da Igreja, especialmente nos âmbitos espiritual e moral.

464. São muitas as experiências pastorais que se realizam com os toxicodependentes, em ambiente aberto ou em residências, orientadas para uma reintegração social; nessas experiências a vida diária não consta apenas de atividades comunitárias, mas também de tempos de oração e de celebrações eucarísticas. Nem todos os toxicodependentes estão dispostos a entrar nessa dinâmica de recolhimento e meditação da palavra de Deus. Sofrem no corpo as dores da síndrome da desintoxicação, e também em toda a sua personalidade. Descobrem que, muito freqüentemente, procuraram curar-se recorrendo à droga. A experiência demonstra que muitos jovens acorrem a certas comunidades religiosas especializadas no acolhimento de toxicodependentes para se libertar de sua escravidão. Percebem que os

levam a sério em sua procura de uma palavra, de estima de sua pessoa e de compreensão do enigma do que os levou a drogar-se. Estão conscientes da necessidade de mudança e libertação.

Vida comunitária, experiência de liberdade

465. A experiência comunitária, baseada numa vida evangélica e na oração, representa um lugar no qual o toxicodependente pode chegar a ser livre. Por meio do testemunho das pessoas, pode descobrir a mensagem de Cristo e ouvir o convite a viver plenamente na dignidade de filho de Deus. A celebração da Eucaristia e a oração abrem itinerários de vida. A descoberta do amor de Deus permite recuperar a esperança e comprometer-se no caminho de uma renovação espiritual. Conhecemos numerosas experiências que se inspiram nesse projeto e se baseiam numa prática de trabalho no seio de uma comunidade religiosa. Todo toxicodependente que pede hospitalidade nessas comunidades deve aceitar suas regras e exigências, que o ajudarão a regressar à realidade. Graças a uma metodologia baseada numa reabilitação espiritual, através de um itinerário marcado pela vida de oração e pela vida sacramental, obtêm-se resultados muito interessantes nas comunidades religiosas. Certos toxicodependentes encontram nesses lugares um modelo e um apoio que os ajudam a recuperar-se por si mesmos. A organização pode variar de uma comunidade para outra. É preciso apoiar esse tipo de acolhimento, tal como outras formas de auxílio aos toxicodependentes, procurando sempre promover a dignidade da pessoa, e despertar nela a consciência de sua liberdade e de suas responsabilidades quanto aos valores morais.

8.1.6. Comunicar a esperança

Tudo é possível com a graça de Deus

466. Uma atitude profundamente enraizada na esperança cristã é indispensável para tratar as pessoas toxicodependentes que vivem numa "mentalidade de fracasso". Devemos testemunhar a esperança que nos abre para um futuro com Deus e que nos faz sentir no mais íntimo de nosso ser o desejo de encontrar nossa felicidade na vida eterna apoiando-nos na graça do Espírito Santo. As Bem-aventuranças traçam-nos o caminho que temos de seguir, através das provas que encontramos, para nos unir a Cristo e começar, desde já, a viver espiritualmente o que nos foi prometido. A esperança na vida eterna ilumina-nos; e a partir de Cristo ressuscitado devemos reconsiderar nossa vida. Em vez de insistir nos fatos da vida ordinária, que podem levar-nos ao desespero, é precisamente através da presença de Cristo e de sua mensagem sobre a vida eterna que devemos compreender e orientar nossa vida. Só nele e na aspiração à felicidade que Deus infunde no coração de cada homem é que este encontra a força para mudar seu estilo de vida. O homem que fica sozinho com sua infelicidade e sua inclinação para o erro, sem ninguém que o ajude a levantar-se, a erguer o olhar e a receber a palavra de Deus que é amor, tem dificuldade para libertar-se de uma imagem que o reduz àquilo que faz. Não cessa de projetar para o futuro sua situação presente, ao passo que Cristo nos mostra que é necessário mudar de perspectiva para encontrar a vida.

Terapia da esperança

O toxicodependente, enleado na engrenagem alienante da droga, desanima e subestima-se, duvidando que seja possível uma esperança e uma alternativa para a sua situação. Certamente, sua condição de toxicodependente é difícil; ele corre o risco de resignar-se, de isolar-se dos outros e de perder a esperança. Mas como deixá-lo nesse atoleiro sem procurar oferecer-lhe uma perspectiva espiritual graças à qual possa descobrir que, para Deus, ele vale mais do que sua dependência da droga? Sabemos que a virtude da esperança nos faz sair de nós mesmos e nos convida a confiar de novo na promessa de Cristo, cujos primeiros efeitos podemos já experimentar em nossa vida espiritual. Precisamente porque nos foi prometida a vida eterna, a nossa vida toma todo o seu sentido e deve ser vivida dignamente.

467. É preciso acreditar na possibilidade de mudança e desenvolvimento da pessoa com a graça de Deus. Esse é o ponto de partida da cura do toxicodependente. Se a maioria das pessoas desconfia dele, é necessário que encontre no sacerdote e no agente pastoral discípulos de Cristo que, como o seu Mestre, não apaguem "a mecha que ainda fumega" e demonstrem que confiam nele. O toxicodependente já não tem fé no futuro e sente uma desconfiança fundamental de si mesmo e dos outros. Por isso, é preciso despertar nele a esperança de poder "renascer". Na linguagem das comunidades terapêuticas de inspiração cristã, esse tratamento chama-se "terapia da esperança".

468. Na vida pastoral a serviço dos toxicodependentes deve desenvolver-se, mais do que em qualquer outro caso, uma pedagogia que tenha em conta as diversas situações. Por isso, é indispensável esperar, não ir demasiado depressa. A evangeli-

zação implica um processo profundo que coloca em jogo a capacidade do indivíduo de integrar em sua vida interior a mensagem do Evangelho. A exemplo de Cristo, trata-se de convidar para uma nova forma de vida respeitando a pessoa. Dada a fragilidade do toxicodependente, propor-lhe rapidamente objetivos demasiado elevados não pode deixar de levar ao fracasso.

8.2. A espiritualidade dos peregrinos de Emaús

Uma espiritualidade da descoberta progressiva de Deus

469. O toxicodependente está decepcionado consigo mesmo e com tudo o que procurou realizar. Domina-o um sentimento de abandono. Nessas condições, que espiritualidade se pode propor a ele? Um dos modelos mais oportunos é o dos discípulos de Emaús (cf. Lc 24).

8.2.1. Jesus revela outra maneira de viver

470. Eles estão contrariados e desanimados. Acham-se profundamente decepcionados depois de haver alimentado em seu íntimo muitas esperanças. Não compreenderam o caminho pelo qual Jesus devia passar. Depois de sua morte, Cristo entra de novo em suas vidas de modo desconcertante, pondo-se a caminhar com eles e interrogando-os sobre sua decepção e suas inquietações. "Mas os seus olhos estavam como cegos e não o reconheceram" (Lc 24,16). Permanecem fechados em si mesmos. Estão prisioneiros de uma visão que os impede de abrir-se à vida inaugurada pela ressurreição de Jesus, que venceu o mal, o pecado e a morte.

8.2.2. Jesus caminha com os desorientados

471. No caminho de Emaús, Jesus junta-se aos peregrinos, que estão desesperados, e caminha com eles. Está presente ao lado deles. Deixa que lhe façam perguntas e dá respostas, mas os discípulos, por falta de fé, não conseguem reconhecer o Cristo, que só se revela no fim da caminhada na fração do pão, sinal da presença real e permanente do Salvador.

8.2.3. Jesus liberta-nos do pecado

472. O mistério da cruz, através da qual Cristo aceita carregar e assumir o pecado do mundo, é o centro do anúncio cristão. A mensagem evangélica recorda-nos que o homem não pode salvar-se sozinho, que precisa de Cristo e da mediação da Igreja. O drama que se realiza na toxicodependência não é só psicológico, numa espécie de busca desenfreada do prazer, é também espiritual.

8.2.4. Jesus interpreta os acontecimentos

473. Jesus Cristo é o guia da humanidade em sua caminhada para Deus. De sua ressurreição brotam a esperança e a certeza de que a dor e a morte não são a última palavra da existência humana. Jesus recorda-o aos discípulos de Emaús interpretando o sentido dos acontecimentos que os decepcionaram. Mostra-lhes que sonhar não serve de nada. Devemos receber uma vida e uma esperança que Deus nos dá. Devemos escutar a Cristo que nos mostra o caminho. Na experiência da droga, o toxicodependente freqüentemente marginaliza-se e não aceita que ninguém lhe mostre o caminho que deve seguir.

474. "Ele disse-lhes: 'Como vos custa entender e como demorais a acreditar em tudo o que os profetas anunciaram! Será que o Messias não deveria sofrer tudo isto, para entrar em sua glória?' Então, começando por Moisés e continuando por todos os Profetas, Jesus explicava aos discípulos todas as passagens da Escritura que falavam a respeito dele" (Lc 24,25-27). Certamente, interpretar o sentido das expectativas humanas e a procura de Deus nos toxicodependentes é um aspecto importante da ação pastoral a eles dirigida.

8.2.5. Jesus restitui a dignidade aos feridos pela vida

475. Acolhimento e respeito pelas pessoas são atitudes que se encontram freqüentemente no Evangelho. "Este acolhe os pecadores e come com eles", murmuravam os escribas e fariseus (Lc 15,2). Jesus vem para "os pecadores e os doentes", para todos os que, limitados e por vezes desfigurados em sua existência, sabem alimentar em seu interior uma expectativa infinita, para que Deus venha apesar de sua pobreza. Uma pobreza que não é apenas de índole material, mas que afeta todo o ser.

476. E, no entanto, os valores evangélicos do acolhimento e o respeito incondicional pelas pessoas não significam uma aprovação de seu estilo de vida. De fato, por vezes cria-se uma certa confusão na prática pastoral e falseia-se a relação com as pessoas que os sacerdotes e os agentes pastorais encontram. Acolhendo os drogados, alguns inclinam-se a diminuir a importância, inclusive a aprovar indiretamente seu modo de proceder, em nome de um certo pragmatismo ou lassidão. Essa atitude pode por vezes dar a entender ao toxicodependente que se aceita seu estilo de vida. É preciso estimar as pessoas, não seu procedimento e suas obras. O serviço que a Igreja deve prestar aos toxicodependentes inclui a denúncia dos comportamentos contrários à sua dignidade fundamental.

8.3. Cristo, fonte de vida

Ação pastoral orgânica

477. Em primeiro lugar, a cura dos toxicodependentes exige um tratamento médico e psicoterapêutico. Ao receber os cuidados necessários, os toxicodependentes são convidados a entrar num itinerário espiritual que os amparará em seus progressos terapêuticos. Certamente, é importante que os que os acompanham pastoralmente conheçam bem sua psicologia; mas não têm que chegar a ser especialistas do tratamento e substituir os diversos terapeutas que intervêm. Seu conhecimento os levará a prestar sua ajuda específica aos drogados.

Levar a reconhecer a Cristo

478. Há diferença entre os procedimentos médico, psicoterapêutico e pastoral. O ser profundo do homem não pode ser fraturado[7] por um processo terapêutico, porque é o lugar de encontro do homem com Deus. O tratamento médico procura curar o toxicodependente. A análise psicológica faz trabalhar o paciente particularmente em seus conflitos intrapsíquicos, em sua história, nas situações traumatizantes. O trabalho pastoral ajuda a pessoa a reconhecer Cristo e a segui-lo, tomando decisões que irão mudar sua vida diária, com a certeza de que a resposta ao chamado do Senhor é fonte de alegria e felicidade.

7. Cf. PIO XII, Aos membros do Congresso Internacional de Psicoterapia e Psicologia Clínica, *La Documentation Catholique*, n. 1146 (1953) 513-520; cf. *Catecismo da Igreja Católica*, 2522.

O agente pastoral deve ser a testemunha e o mensageiro da esperança do Evangelho, que é salvação e libertação.

479. A missão pastoral constitui um acompanhamento e um itinerário de cura interior das pessoas. Nesse contexto, a pastoral não pode ser concebida como uma simples intervenção de tipo humanitário ou um serviço social, que permitiria chegar mais tarde a uma perspectiva cristã. A ação pastoral justifica-se por si mesma. Procura aliviar os sofrimentos e criar espaços onde possam renascer pessoas feridas em seu ser ou em sua dignidade. Precisamente com essa perspectiva a Igreja cria estruturas sociais e participa no esforço de civilização, dentro de qualquer sociedade. Entre as angústias e as alegrias deste mundo, a Igreja não cessa de testemunhar que o fim último da existência é a participação no mistério de Cristo morto e ressuscitado.

Conclusão

480. O papa João Paulo II, ao longo dos últimos anos, lembrou em repetidas ocasiões a atenção que a Igreja tem dedicado ao fenômeno da droga, destacando os desafios que todo homem de boa vontade deve enfrentar em relação às redes de toxicodependência e aos drogados.

O Magistério do papa João Paulo II

481. "*O fenômeno da droga é um mal particularmente grave.* Numerosos jovens e adultos morreram ou vão morrer por causa dela, ao passo que outros se encontram diminuídos em seu íntimo e em suas capacidades. O recurso à droga entre os jovens tem múltiplos significados. Nos momentos delicados de seu crescimento, a toxicodependência tem que ser considerada o sintoma de um mal-estar existencial, de uma dificuldade para encontrar o próprio lugar na sociedade, de um medo do futuro e de uma fuga para uma vida ilusória e fictícia. O tempo da juventude é um tempo de provas e de interrogações, da busca de um sentido para a vida e de opções que comprometem o futuro. O incremento do mercado e do consu-

A droga, um fenômeno grave

Os jovens são os mais expostos

mo de drogas demonstra que vivemos *num mundo sem esperança*, carente de respostas humanas e espirituais vigorosas. Como conseqüência disso, numerosos jovens pensam que todos os comportamentos são equivalentes, pois não chegam a distinguir o bem do mal nem têm o senso dos limites morais.

Necessidade de apoiar os pais

482. "Aprecio os esforços dos pais e dos educadores por inculcarem em seus filhos os valores espirituais e morais, para que se comportem como pessoas responsáveis. Fazem-no freqüentemente com coragem, mas nem sempre se sentem apoiados, sobretudo quando os meios de comunicação social difundem mensagens moralmente inaceitáveis, [...] que consideram a violência e por vezes a droga sinais de libertação pessoal.

483. "O medo do futuro e do compromisso na vida adulta que se observa entre os jovens torna-os particularmente frágeis. Freqüentemente não são incitados a lutar por uma vida reta e bela; tendem a fechar-se em si mesmos. Não se deveria subestimar o efeito devastador que exerce o desemprego, cujas vítimas são os jovens em proporções indignas de uma sociedade que quer respeitar a dignidade humana. Certas forças de morte impelem-nos a entregar-se à droga, à violência e a chegar por vezes ao suicídio. [...] Demasiados jovens estão abandonados à sua sorte e não se beneficiam de uma presença atenta, de um lar estável, de uma escolaridade normal ou de um ambiente socioeducativo que os levem a fazer um esforço intelectual e moral e

os ajudem a forjar sua vontade e a controlar sua afetividade."[1]

484. Por sua vez, a *Carta dos agentes da saúde* resume assim as causas da toxicodependência: "A *droga ou toxicodependência* é quase sempre a conseqüência de uma evasão reprovável da responsabilidade, uma contestação apriorística contra a estrutura social, recusada sem propostas produtivas de reformas razoáveis, uma expressão de masoquismo motivada pela carência de valores. Quem se droga não compreende ou perdeu o sentido e o valor da vida, expondo-a assim a riscos e perigos, até a perder: muitos casos de morte por *overdose* são suicídios voluntários. O drogado adquire uma estrutura mental niilista, preferindo superficialmente o *nada* da morte ao *tudo* da vida"[2].

A carta dos Agentes da Saúde e as causas da toxicodependência

485. Do ponto de vista ético, a *Carta* reafirma o ensinamento do papa João Paulo II, no dizer do qual "drogar-se é sempre ilícito, porque comporta uma renúncia injustificada e irracional a pensar, querer e agir como pessoa livre"[3]. Tratando-se de um trabalho de recuperação do toxicodependente, a *Carta* esclarece que é importante "o esforço de conhecer o indivíduo e compreender seu mundo interior; conduzi-lo à descoberta da própria dignidade do homem, apoiá-lo para que nele ressuscitem e cresçam,

1. JOÃO PAULO II, Aos participantes do Congresso Internacional sobre Droga (11 de outubro de 1997), n. 3-4, *Documentation Catholique* 94 (1997) 956-957.

2. CONSELHO PONTIFÍCIO PARA A PASTORAL NO CAMPO DA SAÚDE, *Carta degli operatori sanitari*, 93.

3. Ibid., 94.

como sujeito ativo, aqueles recursos pessoais que a droga havia sepultado, mediante uma reativação segura dos mecanismos da vontade, dirigida para ideais firmes e nobres"[4].

486. Em último lugar: "A droga vai contra a vida. 'Não se pode falar da liberdade de drogar-se nem do direito à droga, porque o ser humano não tem o poder de prejudicar a si mesmo e não pode nem deve abdicar jamais da dignidade pessoal que lhe vem de Deus", e menos ainda tem o direito de fazer que outros paguem por sua opção"[5].

A Igreja levanta a sua voz

487. A Igreja vê na dependência da droga uma degradação da pessoa, a qual tem dificuldade em construir sua vida e aceitar sua história pessoal. Podem ser citados muitos e diversos casos. Por exemplo, certos jovens e adultos que gozam de condições de vida satisfatórias entregam-se à droga com a esperança de encontrar um bem-estar maior, que supere as contingências da vida diária. As condições sociais em que muitas pessoas se encontram levam-nas por vezes ao desespero, e é compreensível que sintam a necessidade de libertar-se dos sofrimentos de sua vida, infelizmente por meio de recursos artificiais que não podem resolver os problemas. Queremos ser particularmente solidários com todas essas pessoas, ajudando-as a encontrar modos de vida mais dignos humanamente e mais benéficos espiritualmente. Com essa finalidade convém que as comunidades locais estejam atentas e se compro-

4. Ibid., 95.
5. Ibid., 96.

metam na luta contra a toxicodependência. Com efeito, a Igreja, que distribui o amor de Deus aos homens, não quer permanecer indiferente ante a dependência da droga, que destrói as pessoas e atinge fortemente as famílias.

A ação pastoral transmite a esperança

488. Cristo, o Filho de Deus, encarnou. Ele revela-nos o amor de Deus, um amor que nos abre os caminhos da vida eterna. Com a força dessa Boa Nova, os cristãos sabem que não se deve desesperar e que cada pessoa pode encontrar um caminho de conversão. Precisamente nessa perspectiva a ação pastoral pode levar uma contribuição específica contra o flagelo da toxicodependência. A prática dos valores morais e espirituais oferece recursos para levar a cabo as transformações necessárias. Esses valores constituem pontos de referência para construir a própria vida. São fontes de inspiração e renovação. Propõem três objetivos pedagógicos a partir dos quais podemos procurar enfrentar o desafio da toxicodependência: alimentar a vida interior, estimular para o sentido moral do comportamento e chegar a ser livres.

Formação na vida espiritual

489. Os educadores devem compreender que é importante trabalhar no progresso da vida interior de cada um, graças ao chamado a uma vida digna e responsável da parte dos adultos nos quais os jovens confiem, e graças à transmissão de um saber espiritual. Também a educação para a oração contribuirá para o enriquecimento do espaço interior.

Educar no sentido da liberdade

490. Por fim, chegar a ser livres é um dos objetivos principais da educação da pessoa humana. O exercício da liberdade aprende-se. É necessário saber optar para realizar ações que correspondam à dignidade do ser e à verdade, o que pode levar mesmo a renunciar a certas satisfações por um bem superior. No encontro com Deus, o toxicodependente, como cada um de nós, pode ouvir as palavras do Pai: "Tu és meu filho".

Documentos para compreender e agir na pastoral

1. Os produtos

1.1. Os efeitos dos produtos inalantes

491. Os produtos inalantes são utilizados sobretudo por adolescentes ou por pessoas que não dispõem de dinheiro suficiente para comprar drogas, que são muito caras.

492. O éter, a gasolina, as colas, os tira-manchas, os aerossóis para limpar o pó de monitores de computadores, o protóxido de azoto ou gás hilariante são os inalantes mais comuns. Alguns deles são concentrados em bolsas plásticas ou em balões insuflados para que se possa aspirar melhor seus vapores. Esses produtos causam uma sensação de embriaguez, de euforia, perturbações visuais e auditivas. Provocam também dores de cabeça, danos ou seqüelas neurológicas (perturbações do comportamento e amnésia), perturbações digestivas, pulmonares e renais, falhas cardíacas, coma e morte. O toxicodependente cai com facilidade na dependência psicológica e física dos inalantes.

1.2. *Os efeitos da* Cannabis

493. A *Cannabis* não é um produto irrelevante; pelo contrário, acarreta alterações cerebrais e influi no temperamento.

A *Cannabis* provoca uma transformação das percepções, um relaxamento interior que implica sobretudo perda de controle de si mesmo, diminuição dos reflexos, alteração da concentração, dissociação das idéias, erros de avaliação do tempo e do espaço, ilusões visuais e auditivas, comportamentos impulsivos irresistíveis.

O uso repetido causa alucinações e angústias, a personalidade enfraquece e desmotiva-se.

O consumo excessivo de *Cannabis* provoca uma embriaguez com:

1) uma fase de excitação e euforia;
2) uma fase de confusão mental;
3) uma fase de relaxamento completo, que corresponde a uma eliminação da inibição;
4) uma fase depressiva na qual o indivíduo fica abatido e apático.

A longo prazo a *Cannabis* é causa de doenças dos brônquios.

Desencadeia também certos tipos de depressão.

A alteração das células cerebrais causada pela *Cannabis* provoca graves perturbações psíquicas e do comportamento que podem chegar a crises de pânico.

1.3. Os efeitos do LSD 25

494. O LSD provoca alucinações muito fortes. Causa alterações importantes das percepções visual, auditiva e tátil. Os efeitos do produto começam

a ser sentidos num espaço de tempo que vai de meia hora a duas horas depois da ingestão. O estado psíquico sob o efeito do LSD é vivido como uma "viagem interior" que é um delírio em três fases:

1) No começo, náuseas, sensações de vertigem, de frio e de calor.
2) Perda de contato com a realidade, que se traduz em visões, percepções completamente deformadas das cores, perda do sentido espaço-tempo. O indivíduo passa por estados de consciência opostos: da euforia à depressão, do riso às lágrimas. O efeito alucinatório é tão forte que o indivíduo pode julgar-se um pássaro e lançar-se do alto de um edifício ou de uma ribanceira para voar. Pode sentir-se ameaçado e agredir as pessoas na rua, ou ainda ouvir vozes interiores que o incitam a ferir-se.
3) O regresso à realidade, que se produz num espaço de tempo que vai de oito a doze horas a partir da ingestão do produto, é doloroso. A pessoa sente-se cansada e muito perturbada. O uso do LSD pode desenvolver uma patologia psiquiátrica, por exemplo esquizofrenia ou paranóia.

495. As moléculas de LSD podem fixar-se no cérebro e ativar-se vários dias depois, provocando novamente um estado de perda de contato com a realidade.

1.4. Os efeitos do ecstasy

496. O *ecstasy* é consumido sobretudo nos locais noturnos, nas *rave parties* e noutras concentrações noturnas. O produto é consumido para permanecer acordado o maior tempo possível, para estar em forma, para comunicar-se facilmente e para aumentar a própria sensualidade. A dependência psíquica e física é muito forte. O *ecstasy* provoca perturbações psíquicas que duram vários dias: alteração da memória, ansiedade, atitude violenta. Podem sobrevir paradas cardíacas. O regresso à realidade é muito doloroso; o indivíduo passa por uma fase depressiva, que pode levá-lo a querer consumir outros produtos para se recuperar.

1.5. Os efeitos da heroína

497. A injeção de heroína produz um efeito imediato. No começo tem-se uma sensação de prazer, de relaxamento e de grande passividade, com a impressão de estar submergido no interior de si mesmo. Esse estado de bem-estar pode durar várias semanas. O indivíduo aumentará regularmente as doses. É completamente dependente e escravo do produto. Uma parte de sua vida é organizada em função do produto.

498. Os efeitos nefastos da heroína sobre o cérebro e o organismo são importantes: complicações respiratórias, aceleração do ritmo cardíaco, problemas gástricos, urinários, edema pulmonar em caso de *overdose*, seguido de morte. O toxicodependente sofre crises de abstinência: dores musculares, diarréias, tremores, desidratação, crises de violência e sentimento de angústia. É importante intervir no plano psicológico, porque o indivíduo dependente desse produto não conseguirá libertar-se dele. A fase de desintoxicação é de-

licada; deve ser seguida com uma atenção e uma ajuda particulares.

1.6. Os efeitos da cocaína

499. A cocaína dá a sensação de aumento do próprio potencial físico e intelectual. O produto provoca fortes estímulos. Após seu consumo seguem-se períodos depressivos que impelem o indivíduo a procurar ainda mais o produto. A cocaína gera experiências alucinatórias, delírios, tremores e parada cardíaca no caso de *overdose*.

500. As personalidades que apresentam um núcleo psicótico são as que se sentem atraídas pela cocaína.

1.7 Os efeitos do crack

501. O *crack* provoca freqüentemente efeitos irreversíveis sobre o cérebro. Trata-se de um estimulante-euforizante que desencadeia um estado de excitação e grande agitação. O indivíduo torna-se muito ativo e violento. Pode cair de cansaço e entrar numa fase depressiva. Provoca graves perturbações psiquiátricas.

Léxico

502.

O drogado

O drogado é uma pessoa que usa um entorpecente de maneira irregular.

O toxicodependente

O toxicodependente é escravo de um ou de vários produtos dos quais é dependente; organiza a sua vida em torno da procura e do consumo da droga.

A dependência

A dependência é o fato de uma pessoa não poder viver sem um produto. Ela pode ser:

— física, freqüentemente ligada à absorção de opiáceos (heroína...) ou medicamentos (por exemplo, barbitúricos), que gera estados de abstinência quando se deixa de consumir o produto.

— psíquica: é uma necessidade psicológica de repetir a dose de uma ou mais drogas, o que acarreta um sentimento de frustração e de angústia quando se suprime o consumo.

A dependência pode ser tanto física como psicológica.

A tolerância

É o fato de ver-se constrangido a aumentar a dose de um produto para obter os mesmos efeitos. Isso é verdade em especial para os opiáceos (sobretudo heroína) ou o *crack*.

A habituação

É a dependência psíquica habitual devida a um consumo repetido de uma droga.

Hábito

Trata-se de um estado suscitado pelo uso repetido de uma droga que gera uma dependência ora psíquica ora física.

A desintoxicação

É a ação que consiste em fazer cessar voluntariamente, ou contra a vontade, o uso de um produto. Isso implica crises de abstinência que exigem uma vigilância médica para toxicodependentes graves, com o fim de suprimir especialmente a necessidade física do produto e os eventuais efeitos secundários.

A overdose

É uma dose excessiva. Trata-se de uma absorção de droga que o organismo não pode tolerar, com freqüência por causa da qualidade do produto e não de sua quantidade. A *overdose* provoca conseqüências físicas graves, que podem levar à morte do indivíduo.

A droga

Em linhas gerais, a droga é uma substância de origem natural ou fabricada por síntese química, a qual, quando consumida, modifica o comportamento humano e atua sobre o sistema nervoso central. Essa definição abarca tanto as drogas lícitas como as ilícitas. O fenômeno da intoxicação implica também o conceito de abuso.

Os entorpecentes

Os entorpecentes são as drogas ilícitas. São aquelas cujo abuso é condenado pelas convenções internacionais e pelas legislações nacionais.

Os estimulantes

Os estimulantes são produtos que excitam o sistema nervoso central, fazem retroceder os limites físicos do cansaço e dão a impressão de aumentar as faculdades intelectuais.

Os psicotrópicos

Em sentido amplo, esse termo designa produtos de origem química ou sintética (medicamentos, anfetaminas, *ecstasy* etc.) cuja classificação como entorpecentes pode ser variável (produtos proibidos e medicamentos), mas cujo abuso os converte em droga.

Os depressores

Os depressores são produtos que abrandam as atividades do cérebro e têm efeitos analgésicos sobre o corpo humano. Podem ocasionar conseqüências sobre o sistema cardiovascular e sobre o sistema respiratório.

Os euforizantes

São substâncias que provocam, num primeiro momento, uma espécie de embriaguez, uma excitação, um êxtase tranqüilo e uma tendência à hilaridade.

Os perturbadores

Trata-se de produtos que alteram a atividade do cérebro. Modificam as percepções visuais, sensoriais e cognoscitivas, geram uma visão descontínua do espaço e do tempo, o que provoca por vezes alucinações.

Os precursores

São produtos de composição química utilizados para transformar essencialmente os produtos naturais em produtos entorpecentes ilícitos ou para cortar os produtos já transformados.

2. Como intervir?

2.1. Como reconhecer um jovem com dificuldades?

503. Isola-se de sua família e dos amigos habituais.

Convive com jovens que também têm dificuldades.

É agressivo.

Perde o contato com os adultos.

Ausenta-se freqüentemente da escola.

Fecha-se no mutismo.

Alimenta-se pouco e mal.

Leva uma vida desfasada: vive de noite e dorme de dia.

Não se pode confiar no que diz; mostra uma certa má-fé ao reconstruir a realidade.

Não suporta a mínima crítica contra ele.

É insensível à inquietação e ao sofrimento que produz em seus parentes.

2.2. Por que os jovens se drogam?

504. Os jovens se drogam para/por:

— procurar a evasão;

— procurar prazer;

— experimentar sensações novas;

— avaliar seus próprios limites;

— integrar-se num grupo;

— estar bem com os outros;

— acalmar uma inquietação interior;

— fugir da solidão;

— medo de sua autonomia;

— violar uma proibição;

— seguir o exemplo de seus pais;

— fugir de uma situação difícil;

— preferir o imaginário à realidade;

— multiplicar os prazeres até se destruir;

— perda de interesse pela vida;

— compensar uma dificuldade de relações sociais.

2.3. Como falar aos jovens dos perigos ligados à droga, ao tabaco e ao álcool?

505. É preciso saber encontrar a atitude correta para alertar os jovens contra os perigos do uso de cer-

tos produtos para a saúde. Eles não têm o sentido do tempo; estão convencidos de que têm toda a vida à sua frente e que, enquanto esperam, podem usar todos os produtos em função de seus desejos. Não querem renunciar aos prazeres imediatos para ganhar alguns anos a mais de vida. A proibição simplesmente enunciada, sem ser assumida pedagogicamente e recordada em caso de transgressão, não é eficaz; não faz mais do que incitar o adolescente a agir.

506. Há quatro argumentos que convencem sobretudo os jovens:

507. 1) *A perda de sua liberdade.* Chegar a ser dependentes, não poder controlar-se, não ser donos de seus próprios atos sob o efeito de um produto, deixar-se possuir pela droga não agrada aos jovens.

508. 2) *Ser manipulados.* O fato de saber que certas organizações mafiosas enriquecem graças ao consumo de drogas dos jovens, procuram explorá-los e mentem para eles provoca reações nos jovens.

509. 3) *Acaba-se por arruinar o corpo.* Os jovens são muito sensíveis quanto ao seu corpo e ao seu aspecto físico. Descobrem que o álcool os faz engordar, que o tabaco estraga os dentes e a pele, que as drogas enfeiam o rosto e o escurecem.

510. 4) *Ficam menos em forma.* O uso de diversas substâncias (drogas, tabaco, álcool) faz-lhes perder a estrutura muscular; tornam-se menos resistentes e menos competitivos. Sentem-se diminuídos, e normalmente não lhes agrada ver-se reduzidos à impotência física e desportiva.

2.4. *O que devem dizer os pais quando descobrem que seu filho se droga?*

511. Em geral, os pais ficam angustiados quando descobrem que seu filho se droga. A família entra em crise. Os pais experimentam uma sensação de fracasso e preocupam-se com a saúde do filho. O filho, ou a filha, vê seus pais como intrusos, julga que se intrometem em seu mundo. Os filhos não compreendem o sentido da proibição que os pais podem enunciar para os levar a deixar de consumir a droga. Convém convidar os pais a tomar a iniciativa do diálogo, mesmo que a situação do jovem ou da família seja tensa. Esta será indubitavelmente a primeira vez que o jovem escutará uma palavra de um adulto sobre o tema da droga.

512. Os pais devem expressar o que sentem: suas preocupações com a saúde e a liberdade do filho ou da filha. Devem dizer muito claramente que não admitem que certos produtos sejam conservados ou consumidos em casa (o que constitui uma transgressão da lei), que proíbem seu filho de comerciar com a droga e receber amigos que a transportem. O convite a cumprir a lei no próprio lar é um elemento que os forma de modo particular.

513. A ingestão de droga pode esconder um problema depressivo, de desestima pessoal, ou uma personalidade frágil que se deixa influenciar facilmente. Nesse caso, os pais podem aconselhar o filho a procurar alguém que o ajude: um médico, um educador, um sacerdote, um amigo que conheça os problemas trazidos pela droga.

514. A "recuperação" de um filho ou de uma filha que já caiu na droga pode requerer tempo: desde algumas semanas até vários meses. Durante esse período é importante conservar a mesma atitude e a mesma linguagem, evitando, se possível, perder o contato com o jovem.

515. A vida familiar deve seguir normalmente. É preciso procurar que se respeite o ritmo de vida: atividade escolar, trabalho. Nunca se deve dar dinheiro ao filho para que compre droga, nem sequer de modo excepcional para acalmar um estado de dependência. É preciso compensar sua dificuldade com uma presença mais afetuosa, comprando-lhe roupas (um modo de cuidar de seu corpo), preparando-lhe refeições completas e associando-o à vida da família e dos amigos. Mas em caso de crise forte de abstinência requer-se a presença de um médico ou de um acompanhamento social (centro de acolhimento, ou de acolhimento pastoral especializado).

3. Abordagens pastorais

3.1. As apostas existenciais do toxicodependente

516. O toxicodependente muitas vezes não quer renunciar a certas gratificações afetivas da infância para ter acesso às satisfações superiores próprias da maturidade psíquica. Mas para que essa operação tenha êxito é necessário também integrar as frustrações inerentes à vida e não ser escravo de desejos narcisistas perversos. Quando não se dão estes dois passos (renúncia à infância e aceitação das frustrações) e a cultura dominante

não incita a aprofundar a própria vida interior, a personalidade corre o risco de não ter capacidade de elaboração e de introspecção. Nesse contexto, o eu do toxicodependente fica enfraquecido e não tem os recursos necessários para enfrentar, por si só, as múltiplas pressões internas e externas.

517. A lembrança dessas diferentes realidades psicológicas é necessária para poder fazer a aposta da assistência espiritual e pastoral do toxicodependente. Assim, a mentalidade do toxicodependente leva com freqüência a atitudes de fechamento em si mesmo que é preciso educar para abrir a personalidade à vida e ao seu desenvolvimento. Resumimos aqui brevemente essas atitudes que podem ser vistas em algumas tendências:

1) Comportamento impulsivo: os toxicodependentes querem tudo, e querem-no sempre; não suportam nem a espera nem a atividade mental de longa duração, que se lhes torna pesada. Procuram satisfazer desejos que, em si mesmos, não podem ser satisfeitos. Isso explica suas atitudes e o ritual obsessivo que seguem quando consomem droga, à qual, de resto, atribuem poderes sobrenaturais e mágicos.
2) Falta de tolerância perante as frustrações.
3) Instabilidade afetiva.
4) Alteração da identidade.
5) Juízo errôneo sobre si mesmos, por excesso ou por defeito de auto-estima.
6) Estado depressivo habitual, com a exigência de dependência a respeito de grupos e de lí-

deres, e uma relação desvalorizada com seus semelhantes. Essa atitude expressa-se por vezes em um caráter paranóico da personalidade.

7) O toxicodependente, influenciável de um ou outro modo, identifica-se com a opinião da última pessoa que lhe falou, sinal de uma ambivalência e uma flutuação nos desejos e nos pensamentos.

8) Inquieto, instável, deseja tudo com avidez e por vezes com angústia.

9) Por causa da escassa auto-estima, sente-se geralmente ameaçado e coloca em dúvida o valor de sua vida: "Era melhor não ter nascido".

10) O toxicodependente vive na insatisfação e na tensão produzida por sua "autodepreciação" crônica.

11) Normalmente é crédulo, aberto, generoso, incapaz de dizer "não"; tende a fazer muitos projetos, mas deixa tudo a meio caminho. Reage como "criança mimada", exigente, egoísta, sem sentido de culpabilidade.

12) Carece de motivações: não pode contar com sua vontade, pois está minada por agressões masoquistas; o seu eu debilitado gera um sentimento de impotência e por vezes de rebelião.

13) Em certos indivíduos o nível de compreensão é escasso, por terem uma bagagem intelectual limitada, sobretudo porque a maioria deles costuma não acabar os estudos.

14) O toxicodependente não está convencido da força do bem; à exceção da droga, não sabe a que outra coisa agarrar-se na vida.

15) Não costuma manifestar interesse pelas pessoas e coisas.

16) Sua inteligência está dominada principalmente por tudo o que se refere à droga.

518. A reflexão pastoral deve ter em conta essas diversas características, não como categorias psicológicas, mas como expressões do comportamento, para compreendê-las melhor. No entanto, tal compreensão não pode reduzir-se a uma atitude passiva; pelo contrário, convida a comprometer-se numa pedagogia que consiste em ajudar o toxicodependente a rever sua vida. Este com freqüência encontra-se prisioneiro dos costumes sociais em voga, que reservam um lugar quase exclusivo às emoções. Em nossas sociedades, dominadas pelos meios de comunicação social, procura-se demasiado o emocional. É necessário pensar e não se limitar a sentir[1], acreditando que as realidades só existem na medida da subjetividade. As realidades existem em si mesmas e de maneira relativamente autônoma. Não são as intenções e os desejos que as fazem existir. Quando a consciência se fecha unicamente na emotividade, desaparece a distância entre as diferentes realidades da vida e a pessoa que as percebe. Essa distância, que permite a cada um reconhecer sua liberdade, só pode ser alcançada graças à inteligência e a um trabalho de conceitualização. A toxicodependência é freqüentemente estimulada por uma falta de reflexão e pela dificuldade no acesso às operações simbólicas da racionalidade.

---

1. Cf. João Paulo II, Encíclica *Fides et Ratio*, cap. VII, espec. n. 80-89.

519. A formação da inteligência, pela busca do sentido da verdade e pelo trabalho de reflexão conceptual, é uma etapa importante na prevenção contra a toxicodependência. Cabe à educação fomentar nos jovens a estruturação de seu pensamento e de seu ser.

3.2. Como organizar a ajuda pastoral

520. A equipe constituída por um sacerdote e agentes pastorais especializados nos problemas da toxicodependência deve atuar com o desejo de auxiliar a pessoa a libertar-se da droga. Os agentes pastorais devem assumir essa responsabilidade com uma preocupação de formação e controle das relações e atividades em que estão comprometidos. Também devem viver esse trabalho pastoral na oração e numa vida espiritual centrada no serviço aos maltratados pela vida que dependem da droga. Trata-se de um serviço que visa restituir a essas pessoas sua liberdade humana e espiritual.

521. Pode haver três tipos de ajuda aos jovens nas atividades pastorais (catequese e atividades várias) das escolas católicas e das iniciativas dos professores de religião e moral. Essas atividades podem ser realizadas também no interior de um centro de acolhimento pastoral para a prevenção do consumo de drogas.

522. Atividades que podem ser realizadas:

1) Encontros pessoais com um adulto, que permitam ao jovem falar de si mesmo, de seus problemas e de seu consumo de droga.
2) Atividades de grupo: reflexões e troca de pontos de vista; sessões de trabalho sobre o cor-

po (saúde, percepção corporal, dança e jogos de expressão, teatro); atividades criativas: pintura, escrita; atividades desportivas: futebol, ginástica; convívios.

3) Relacionamento com animadores especializados em todos os problemas ligados à droga.

523. Também se pode prestar ajuda criando equipes que vão ao encontro dos jovens na rua e nos lugares que os drogados freqüentam. Neste caso, dois animadores saem juntos e abordam os jovens, apresentando-lhes suas atividades e entregando-lhes uma folha com o endereço do centro de acolhimento e as possibilidades nele oferecidas: alimentação, banho, passar a noite, encontrar-se com alguém para falar, receber um conselho, ser orientado para uma consulta médica, encontrar um interlocutor que sirva de contato entre o jovem e seus pais. Os agentes pastorais devem sempre abordar os jovens com respeito, manifestando-lhes confiança e estima.

3.3. *Ensinar e viver a mudança com o toxicodependente*

524. Descrevemos a situação de espírito que deve animar a ação pastoral; agora veremos os encontros que podem ser realizados em reuniões semanais ou em regime residencial, ou mesmo em regime semi-residencial.

3.3.1. *Os encontros*

525. Podem ser de vários tipos: individuais, em grupo, em família ou em comunidade. Podem ser utilizados vários métodos, mas com a noção de que devem sempre ter em vista facilitar as rela-

ções num grupo e na vida comum, bem como ajudar a pessoa que deve aprender a construir sua vida e suas relações de maneira responsável e autônoma no seio da sociedade. Trata-se de uma condição que desperte nela a consciência de si mesma e o sentido dos outros.

3.3.2. No quadro comunitário ou do grupo de pertença

526. O conhecimento e a descoberta de si mesmo são elementos importantes para iniciar uma mudança profunda, que corre o risco de ser frágil e estar freqüentemente submetida a provas na vida diária. O agente pastoral deve ensinar os toxicodependentes a abordar os problemas de cada dia e a enfrentar as dificuldades no relacionamento. A participação regular ou episódica em experiências comunitárias permite a cada um aproximar-se serenamente dos outros e enfrentar as inevitáveis exigências de toda vida em comum. Trata-se antes de mais nada de aprender a abrir-se aos outros e a tomar decisões significativas para si mesmo e para a própria vida.

527. Certos fatores favorecem a qualidade da vida comum e desenvolvem a capacidade de mudança. Permitem à pessoa confrontar-se com dados objetivos e aprender a tomar opções em função dos valores que transcendem o indivíduo. Podem servir como critérios com a finalidade de valorizar o agir humano. São os seguintes:

Uma visão antropológica clara

528. Para provocar a mudança não basta possuir uma metodologia bem definida e utilizar as técnicas de modo adequado: é necessário ter uma visão integral do homem, que abra um horizonte e uma esperança.

529. Nossa visão do homem inspira-se no Evangelho. A pessoa é chamada à eternidade feliz com Deus. Nunca se pode tratá-la como um objeto. Em todas as circunstâncias ela conserva sua dignidade, mesmo quando se perde em desvios que podem desfigurar em parte sua humanidade. A graça da redenção é para todo ser, o qual pode sempre beneficiar dela. Num mundo que não sabe perdoar nem oferecer uma nova oportunidade a quem se afastou do bom caminho, a Igreja é um lugar onde toda pessoa sabe que é acolhida; ela quer ajudar o homem ferido a recuperar-se. O sofrimento, que faz parte de toda vida humana, deve ser entendido e partilhado. Em certo sentido, todos estamos comprometidos e somos solidários com o sofrimento alheio.

Reconhecer a necessidade de auxílio

530. O toxicodependente tem tendência a negar a gravidade de sua situação e fechar-se em si mesmo; costuma julgar-se vítima, atribuindo a outras pessoas, ou mesmo à sociedade inteira, a responsabilidade por sua situação, justificando assim seus fracassos. Um diálogo sério e uma vida comum exigente permitem-lhe enfrentar a verdade e tomar consciência de sua responsabilidade.

Aprender e reconhecer, compreender, expressar emoções e sentimentos

531. O uso de entorpecentes, por ser um acontecimento emocional muito intenso, reduz a sensibilidade aos pormenores da vida normal: a bele-

za da natureza, o valor dos pequenos gestos, o reconhecimento que se recebe quando se assumem responsabilidades. Em compensação, muitas situações provocam ansiedade ou medo. A vida emocional enfraquece, e o indivíduo costuma sentir-se deprimido ou eufórico.

532. O sentimento de inferioridade, de inaptidão, de culpa, de indignidade ou de falsa segurança, a necessidade de dissimular, a impossibilidade de ser sincero ou de dizer a verdade, mesmo em relação às pessoas que ama, são elementos que conduzem à incapacidade de reconhecer os próprios sentimentos e de usá-los corretamente.

533. Assim, a emotividade e a afetividade devem ser reeducadas para que o indivíduo seja capaz de expressar de modo adequado o que experimenta. O agente pastoral deverá procurar animá-lo a falar de seus afetos, de suas preocupações e de seus estados de ânimo, em vez de limitar-se a passar à ação. No começo, esse esforço para fazê-lo falar não é tarefa fácil, sobretudo com personalidades acostumadas a passar imediatamente à ação sem reservar algum tempo para refletir. Por isso, o educador deve oferecer-lhes uma mediação entre o que experimentam ou desejam e o que é factível e bom.

534. A palavra é uma mediação que permite unir a vida interior e o mundo exterior. Os toxicodependentes em geral não conseguem aperceber-se dessa distância, que só é possível graças à palavra. Precisamente por isso o toxicodependente procura freqüentemente relacionamentos particulares. Por outro lado, a toxicodependência

desenvolve-se com freqüência em pessoas que não conseguiram exprimir com palavras uma parte de sua vida emocional.

535. A palavra desempenha um papel estruturante na vida de cada indivíduo. Quando falta, a relação do sujeito consigo mesmo e com os outros torna-se difícil. Muitas pessoas não sabem falar do que vivem e sentem, e costumam evitar tomar a palavra. No começo, cabe ao educador tomar a palavra para explicar as coisas e as relações, emprestar sua voz aos que não têm voz, com o fim de expressar o que vivem e sentem, bem como com o fim de transmitir as diversas mensagens necessárias para a vida, os códigos de boa conduta e as normas, os valores morais e a esperança cristã. Por conseguinte, na relação educativa com os toxicodependentes deve-se privilegiar a expressão verbal. A Igreja pode ser um lugar onde se aprende a falar, particularmente significativo para muitas pessoas quando se trata das interrogações religiosas e morais do indivíduo. O toxicodependente que aprende por meio de outra pessoa o uso da palavra torna-se capaz de travar relações nas quais a reciprocidade e a interdependência permitem um diálogo autêntico e tranqüilizador.

Ajudar a pessoa a mudar

536. O egocentrismo do toxicodependente arrasta-o freqüentemente para relacionamentos ambíguos, que levam a um isolamento progressivo. Modificar esse modo de relação torna-se particularmente árduo; requer a confrontação e uma crítica construtiva para contribuir para modificar a atitude do outro sem dano, para dominar o medo, para ex-

pressar-se; tudo isso comporta a aceitação de tensões e conflitos, que podem acontecer em todo relacionamento autêntico e que devem ser enfrentados e não negados. À medida que a pessoa se dedica desse modo a enfrentar as diversas tensões, adquire segurança pessoal e confiança.

Garantir a auto-estima pela participação na vida comum e a assunção de responsabilidades

537. O esforço em estabelecer relações autênticas exige o compromisso de cumprir as responsabilidades assumidas ou que foram confiadas. Trata-se de uma situação insólita para o toxicodependente, que tende a isolar-se do ambiente onde vive e a criticar os outros, especialmente os que estima e os que o ajudam, alternando desinteresse e rebelião. No entanto, deve aprender a viver tendo os outros em conta.

538. Se a participação na vida de um grupo ou de uma comunidade representa um estímulo para desenvolver as potencialidades e a capacidade de relacionamento, aceitar as próprias responsabilidades facilita ao indivíduo sua inserção na sociedade. Partilhar objetivos comuns leva a uma colaboração cada vez mais intensa com os demais.

Presença de uma pressão positiva do grupo de pessoas que se encontram na mesma situação

539. A intensidade com que as pessoas se inserem na vida comum, a vontade de alcançar objetivos no crescimento pessoal, o grau de honradez e de autenticidade nas relações exercem sobre cada um uma pressão positiva em favor de uma mudança e favorecem a superação de atitudes nega-

tivas no toxicodependente. É então que pode começar a abrir-se o caminho da construção, a partir de uma escala positiva de valores.

Interiorização de uma escala de valores

540. Assumir uma atitude de escuta, encarregar-se dos outros, partilhar os problemas, os sofrimentos e os êxitos, manter a honradez nos relacionamentos, assumir progressivamente as próprias responsabilidades, respeitar as pessoas e prestar-lhes atenção, aceitar a crítica, praticar a solidariedade e valorizar a vida do dia-a-dia facilita a integração dos valores fundamentais para toda a vida.

O crescimento no meio das "crises"

541. Todo o itinerário educativo está balizado por crises, que caracterizam a necessidade de tomar decisões e atravessar os umbrais que cada mudança acarreta. O regresso à vida social normal é particularmente delicado para o toxicodependente, porque o ambiente externo muitas vezes coloca em discussão os objetivos pessoais e as decisões tomadas. O indivíduo deverá adaptar-se e enfrentar as diferentes realidades da vida diária, tendo em conta o relacionamento com os outros e as regras da vida. Essas exigências necessárias podem provocar crises que devem ser enfrentadas de acordo com o que são, em vez de ignorá-las ou passar-lhes por cima, como pode fazer o toxicodependente. A confrontação deste com a realidade deve libertá-lo progressivamente da necessidade de proteger-se da vida consumindo droga. A equipe pastoral, formada pelos educadores e pelo sacerdote, poderá ajudá-lo a avaliar suas dificuldades, a verificar suas convic-

ções e a fortalecê-las, com o fim de sair de sua atitude passiva diante das realidades e de dependência em relação à droga. Trata-se de um itinerário que implica necessariamente conflitos, perante os quais os educadores não devem deixar-se perturbar.

A mudança de atitudes negativas para atitudes positivas perante a vida

542. Sentimentos profundos, como o de sentir-se incapaz e inadaptado, não ter direito ou não merecer ser amado, ser inútil, ou a incapacidade de confiar nos outros são freqüentes no toxicodependente e influem muito em seu modo de viver.

543. Os sentimentos negativos constituem assim para o toxicodependente um sério obstáculo para progredir e sair da droga. Uma experiência de vida em comum ou de grupo, um tecido de relações cordiais, com a implicação e a participação que requerem, induzem mais do que qualquer outra coisa o indivíduo a recuperar as motivações necessárias e ajudam-no a vencer a si mesmo. Como a experiência demonstra em muitos casos, a pessoa pode começar a entrever um futuro diferente e a experimentar uma nova maneira de viver.

3.4. Para ajudar as famílias

Expressar-se

544. A família, do ponto de vista pastoral, deve ser considerada um lugar de recursos para cada um de seus membros e em particular para o toxicodependente. A vida pastoral deve orientar sua ação para as famílias e em particular para as que têm dificuldades. É preciso oferecer-lhes lugares de

acolhimento e de reflexão nas paróquias, nas associações religiosas e nos movimentos juvenis. Os pais, mas também os irmãos e irmãs, muitas vezes precisam falar e saber como renovar a relação com o membro da família que caiu na droga. O próprio toxicodependente nem sempre sabe como se comunicar com os membros de sua família. Para conseguir esse objetivo, pode-se prestar-lhe a ajuda seguinte:

545. A possibilidade de expressar sua cólera, sua solidão, seu sofrimento, num ambiente acolhedor, cordial e tranqüilizador, abre à comunicação e desperta o desejo de mudança. A família está então disposta a interrogar-se, aceitando o sofrimento que esse processo implica.

Esclarecer e compreender

546. O acolhimento, a possibilidade de integrar-se num grupo que oferece sua compreensão e seu apoio não bastam para modificar a situação da família; é preciso também facilitar uma nova definição das formas de relacionamento (confirmar as tarefas, esclarecer as relações ambíguas, evitar as substituições, ultrapassar as atribuições de culpa ou de incapacidade de decisão).

547. Esta tarefa permite ao toxicodependente rever sua própria história com os seus e ajuda a família a compreender as razões de seu mal-estar; permite também enfrentar o conflito de maneira construtiva, evitando a explosão de emoções.

Analisar e decidir

548. Analisar juntos a situação atual, esclarecer a própria história, tornar-se consciente dos próprios

sentimentos são elementos que permitem superar a cólera, a dor, o sentimento de culpa, as decepções e as expectativas ilusórias, e favorecem o exercício de um poder eficaz de decisão na família. Tomar cada dia decisões, mesmo modestas, prepara para enfrentar decisões mais importantes.

Descobrir o prazer da mudança

549. À medida que a família esclarece suas relações e aprende a ultrapassar os conflitos, instaura-se o processo de estima de si mesmos e dos outros. Aumenta o prazer de estar juntos de maneira diferente e manifesta-se a disponibilidade para a mudança. Estimular esse processo e mantê-lo permite conseguir resultados positivos.

Reconciliar-se

550. A história pessoal e familiar registra elementos dolorosos que devem ser aceitos para que possam ser ultrapassados e para que se consiga uma reconciliação autêntica. As possíveis mudanças das pessoas são relativamente limitadas. É preciso aprender a aceitar as diferenças dos outros, a mostrar-se tolerante, a analisar objetivamente os fatos sem agressividade excessiva, a permitir a convivência. Portanto, é necessário estabelecer acordos entre pais e filhos, sem exigir mudanças impossíveis.

Participar

551. Desde o início de um processo de terapia e cura nos centros de acolhimento pastoral é importante pedir à família que participe das diversas atividades propostas. Assim colaborará ativamente na cura de um de seus membros. Em seguida, quan-

do houver ultrapassado de algum modo sua experiência dolorosa, poderá também levar a cabo uma atividade no centro e participar com outros toxicodependentes das tarefas de auxílio propostas. Esse compromisso contribui para fazer que as pessoas se sintam úteis e evita atitudes passivas, próprias de quem só quer ser ajudado, típicas dos que consomem drogas.

Ser ativo

552. A participação na vida dos centros favorece a partilha e a solidariedade. A consciência de ser uma pessoa responsável na gestão dos problemas que afligem a sociedade permite tomar parte ativa nas soluções que devem ser programadas e alimentar novas esperanças.

Edições Loyola

DISTRIBUIDORES DE EDIÇÕES LOYOLA

Se o(a) senhor(a) não encontrar qualquer um de nossos livros em sua livraria preferida ou em nossos distribuidores, faça o pedido por reembolso postal à:

Rua 1822 nº 347, Ipiranga – CEP 04216-000 – São Paulo, SP
Caixa Postal 42.335 – CEP 04218-970 – São Paulo SP
Tel.: 11 6914-1922 – **Fax:** 11 6163-4275
vendas@loyola.com.br **www.loyola.com.br**

BAHIA

LIVRARIA E DISTRIBUIDORA MULTICAMP LTDA.
Rua Direita da Piedade, 203 – Piedade
Tel.: (71) 2101-8010 / 2101-8009
Telefax: (71) 3329-0109
40070-190 Salvador, BA
multicamp@uol.com.br

MINAS GERAIS

ASTECA DISTRIBUIDORA DE LIVROS LTDA.
Rua Costa Monteiro, 50 e 54
Bairro Sagrada Família
Tel.: (31) 3423-7979 • Fax: (31) 3424-7667
31030-480 Belo Horizonte, MG
distribuidora@astecabooks.com.br

MÃE DA IGREJA LTDA.
Rua São Paulo, 1054/1233 – Centro
Tel.: (31) 3213-4740 / 3213-0031
30170-131 Belo Horizonte, MG
maedaigrejabh@wminas.com

RIO DE JANEIRO

ZÉLIO BICALHO PORTUGAL CIA. LTDA.
Vendas no Atacado e no Varejo
Av. Presidente Vargas, 502 – sala 1701
Telefax: (21) 2233-4295 / 2263-4280
20071-000 Rio de Janeiro, RJ
zeliobicalho@prolink.com.br

EDITORA VOZES LTDA - SEDE
Rua Frei Luis, 100 – Centro
25689-900 Petrópolis, RJ
Tel.: (24) 2233-9017 • Fax: (24) 2246-5552
vozes62@uol.com.br

RIO GRANDE DO SUL

LIVRARIA E EDITORA PADRE REUS
Rua Duque de Caxias, 805
Tel.: (51) 3224-0250 • Fax: (51) 3228-1880
90010-282 Porto Alegre, RS
livrariareus@livraria-padre-reus.com.br

SÃO PAULO

DISTRIBUIDORA LOYOLA DE LIVROS LTDA.
Vendas no Atacado
Rua São Caetano, 959 – Luz
Tel.: (11) 3322-0100 • Fax: (11) 3322-0101
01104-001 São Paulo, SP
vendasatacado@livrarialoyola.com.br

LIVRARIAS PAULINAS
Via Raposo Tavares, km 19,145
Tel.: (11) 3789-1425 / 3789-1423
Fax: (11) 3789-3401
05577-300 São Paulo, SP
expedicao@paulinas.org.br

REVENDEDORES DE EDIÇÕES LOYOLA

AMAZONAS

EDITORA VOZES LTDA.
Rua Costa Azevedo, 105 – Centro
Tel.: (92) 3232-5777 • Fax: (92) 3233-0154
69010-230 Manaus, AM
vozes61@uol.com.br

LIVRARIAS PAULINAS
Av. 7 de Setembro, 665
Tel.: (92) 3633-4251 / 3233-5130
Fax: (92) 3633-4017
69005-141 Manaus, AM
livmanaus@paulinas.org.br

BAHIA

EDITORA VOZES LTDA.
Rua Carlos Gomes, 698A –
Conjunto Bela Center – loja 2
Tel: (71) 3329-5466 • Fax: (71) 3329-4749
40060-410 Salvador, BA
vozes20@uol.com.br

LIVRARIAS PAULINAS
Av. 7 de Setembro, 680 – São Pedro
Tel.: (71) 3329-2477 / 3329-3668
Fax: (71) 3329-2546
40060-001 Salvador, BA
livsalvador@paulinas.org.br

BRASÍLIA

EDITORA VOZES LTDA.
SCLR/Norte – Q. 704 – Bloco A n. 15
Tel.: (61) 3326-2436 • Fax: (61) 3326-2282
70730-516 Brasília, DF
vozes09@uol.com.br

LIVRARIAS PAULINAS
SCS – Q. 05 / Bl. C / Lojas 19/22 – Centro
Tel.: (61) 3225-9595 • Fax: (61) 3225-9219
70300-500 Brasília, DF
livbrasilia@paulinas.org.br

CEARÁ

EDITORA VOZES LTDA.
Rua Major Facundo, 730
Tel.: (85) 3231-9321 • Fax: (85) 3231-4238
60025-100 Fortaleza, CE
vozes23@uol.com.br

LIVRARIAS PAULINAS
Rua Major Facundo, 332
Tel.: (85) 226-7544 / 226-7398
Fax: (85) 226-9930
60025-100 Fortaleza, CE
livfortaleza@paulinas.org.br

ESPÍRITO SANTO

LIVRARIAS PAULINAS
Rua Barão de Itapemirim, 216 – Centro
Tel.: (27) 3223-1318 / 0800-15-712
Fax: (27) 3222-3532
29010-060 Vitória, ES
livvitoria@paulinas.org.br

GOIÁS

EDITORA VOZES LTDA.
Rua 3, nº 291
Tel.: (62) 3225-3077 • Fax: (62) 3225-3994
74023-010 Goiânia, GO
vozes27@uol.com.br

LIVRARIA ALTERNATIVA
Rua 70, nº 124 – Setor Central
Tel.: (62) 3229-0107 / 3224-4292
Fax: (62) 3212-1035
74055-120 Goiânia, GO
distribuidora@livrariaalternativa.com.br

LIVRARIAS PAULINAS
Av. Goiás, 636
Tel.: (62) 224-2585 / 224-2329
Fax: (62) 224-2247
74010-010 Goiânia, GO
livgoiania@paulinas.org.br

MARANHÃO

EDITORA VOZES LTDA.
Rua da Palma, 502 – Centro
Tel.: (98) 3221-0715 • Fax: (98) 3222-9013
65010-440 São Luís, MA
livrariavozes@terra.com.br

LIVRARIAS PAULINAS
Rua de Santana, 499 – Centro
Tel.: (98) 232-3068 / 232-3072
Fax: (98) 232-2692
65015-440 São Luís, MA
fspsaoluis@elo.com.br

MATO GROSSO

EDITORA VOZES LTDA.
Rua Antônio Maria Coelho, 197A
Tel.: (65) 3623-5307 • Fax: (65) 3623-5186
78005-970 Cuiabá, MT
vozes54@uol.com.br

MINAS GERAIS

ASTECA DISTRIBUIDORA DE LIVRO LTDA.
Av. Dr. Cristiano Guimarães, 2127
sala 108 – Planalto
Tel.: (31) 3443-3990
31720-300 Belo Horizonte, MG

EDITORA VOZES LTDA.
Rua Sergipe, 120 – loja 1
Tel.: (31) 3226-9010 • Fax: (31) 3226-7797
30130-170 Belo Horizonte, MG
vozes04@uol.com.br

Rua Tupis, 114
Tel.: (31) 3273-2538 • Fax: (31) 3222-4482
30190-060 Belo Horizonte, MG
vozes32@uol.com.br

Rua Espírito Santo, 963
Tel.: (32) 3215-9050 • Fax: (32) 3215-8061
36010-041 Juiz de Fora, MG
vozes35@uol.com.br

LIVRARIAS PAULINAS
Av. Afonso Pena, 2142
Tel.: (31) 3269-3700 • Fax: (31) 3269-3730
30130-007 Belo Horizonte, MG
livbelohorizonte@paulinas.org.br

Rua Curitiba, 870 – Centro
Tel.: (31) 3224-2832 • Fax: (31) 3224-2208
30170-120 Belo Horizonte, MG
gerencialivbelohorizonte@paulinas.org.br

PARÁ

LIVRARIAS PAULINAS
Rua Santo Antônio, 278 – B. do Comércio
Tel.: (91) 3241-3607 / 3241-4845
Fax: (91) 3224-3482
66010-090 Belém, PA
livbelem@paulinas.org.br

PARANÁ

EDITORA VOZES LTDA.
Rua Pamphilo de Assumpção, 554 – Centro
Tel.: (41) 3333-9812 • Fax: (41) 3332-5115
80220-040 Curitiba, PR
vozes21@uol.com.br

Rua Emiliano Perneta, 332 – loja A
Telefax: (41) 3233-1392
80010-050 Curitiba, PR
vozes64@uol.com.br

Rua Senador Souza Naves, 158-C
Tel.: (43) 3337-3129 • Fax: (43) 3325-7167
86020-160 Londrina, PR
vozes41@uol.com.br

LIVRARIAS PAULINAS
Rua Voluntários da Pátria, 225
Tel.: (41) 3224-8550 • Fax: (41) 3223-1450
80020-000 Curitiba, PR
livcuritiba@paulinas.org.br

Av. Getúlio Vargas, 276 – Centro
Tel.: (44) 226-3536 • Fax: (44) 226-4250
87013-130 Maringá, PR
livmaringa@paulinas.org.br

PERNAMBUCO, PARAÍBA, ALAGOAS, RIO GRANDE DO NORTE E SERGIPE

EDITORA VOZES LTDA.
Rua do Príncipe, 482
Tel.: (81) 3423-4100 • Fax: (81) 3423-7575
50050-410 Recife, PE
vozes10@uol.com.br

LIVRARIAS PAULINAS
Rua Duque de Caxias, 597 – Centro
Tel.: (83) 241-5591 / 241-5636 • Fax: (83) 241-6979
58010-821 João Pessoa, PB
livjpessoa@paulinas.org.br

Rua Joaquim Távora, 71
Tel.: (82) 326-2575 • Fax: (82) 326-6561
57020-320 Maceió, AL
livmaceio@paulinas.org.br

Rua João Pessoa, 224 – Centro
Tel.: (84) 212-2184 • Fax: (84) 212-1846
59025-200 Natal, RN
livnatal@paulinas.org.br

Rua Frei Caneca, 59 – Loja 1
Tel.: (81) 3224-5812 / 3224-6609
Fax: (81) 3224-9028 / 3224-6321
50010-120 Recife, PE
livrecife@paulinas.org.br

RIO DE JANEIRO

EDITORA VOZES LTDA.
Rua México, 174 – Sobreloja – Centro
Telefax: (21) 2215-0110 / 2533-8358
20031-143 Rio de Janeiro, RJ
vozes42@uol.com.br

LIVRARIAS PAULINAS
Rua 7 de Setembro, 81-A
Tel.: (21) 2232-5486 • Fax: (21) 2224-1889
20050-005 Rio de Janeiro, RJ
livjaneiro@paulinas.org.br

Rua Dagmar da Fonseca, 45
Loja A/B – Bairro Madureira
Tel.: (21) 3355-5189 / 3355-5931
Fax: (21) 3355-5929
21351-040 Rio de Janeiro, RJ
livmadureira@paulinas.org.br

Rua Doutor Borman, 33 – Rink
Tel.: (21) 2622-1219 • Fax: (21) 2622-9940
24020-320 Niterói, RJ
livniteroi@paulinas.org.br

ZÉLIO BICALHO PORTUGAL CIA. LTDA.
Rua Marquês de S. Vicente, 225 – PUC
Prédio Cardeal Leme – Pilotis
Telefax: (21) 2511-3900 / 2259-0195
22451-041 Rio de Janeiro, RJ

Centro Tecnologia – Bloco A – UFRJ
Ilha do Fundão – Cidade Universitária
Telefax: (21) 2290-3768 / 3867-6159
21941-590 Rio de Janeiro, RJ
livrarialiança@prolink.com.br

RIO GRANDE DO SUL

EDITORA VOZES LTDA.
Rua Riachuelo, 1280
Tel.: (51) 3226-3911 • Fax: (51) 3226-3710
90010-273 Porto Alegre, RS
vozes05@uol.com.br

LIVRARIAS PAULINAS
Rua dos Andradas, 1212 – Centro
Tel.: (51) 3221-0422 • Fax: (51) 3224-4354
90020-008 Porto Alegre, RS
livpalegre@paulinas.org.br

RONDÔNIA

LIVRARIAS PAULINAS
Rua Dom Pedro II, 864 – Centro
Tel.: (69) 3224-4522 • Fax: (69) 3224-1361
78900-010 Porto Velho, RO
fsp-pvelho@ronet.org.br

SANTA CATARINA

EDITORA VOZES
Rua Jerônimo Coelho, 308
Tel.: (48) 3222-4112 • Fax: (48) 3222-1052
88010-030 Florianópolis, SC
vozes45@uol.com.br

SÃO PAULO

DISTRIB. LOYOLA DE LIVROS LTDA.
Vendas no Varejo
Rua Senador Feijó, 120
Telefax: (11) 3242-0449
01006-000 São Paulo, SP
senador@livrarialoyola.com.br

Rua Barão de Itapetininga, 246
Tel.: (11) 3255-0662 • Fax: (11) 3231-2340
01042-001 São Paulo, SP
loyola_barao@terra.com.br

Rua Quintino Bocaiúva, 234 – Centro
Tel.: (11) 3105-7198 • Fax: (11) 3242-4326
01004-010 São Paulo, SP
atendimento@livrarialoyola.com.br

EDITORA VOZES LTDA.
Rua Senador Feijó, 168
Tel.: (11) 3105-7144 • Fax: (11) 3105-7948
01006-000 São Paulo, SP
vozes03@uol.com.br

Rua Haddock Lobo, 360
Tel.: (11) 3256-0611 • Fax: (11) 3258-2841
01414-000 São Paulo, SP
vozes16@uol.com.br

EDITORA VOZES LTDA.
Rua dos Trilhos, 627 – Mooca
Tel.: (11) 6693-7944 • Fax: (11) 6693-7355
03168-010 São Paulo, SP
vozes37@uol.com.br

Rua Barão de Jaguara, 1097
Tel.: (19) 3231-1323 • Fax: (19) 3234-9316
13015-002 Campinas, SP
vozes40@uol.com.br

CENTRO DE APOIO AOS ROMEIROS
Setor "A", Asa "Oeste"
Rua 02 e 03 – Lojas 111 / 112 e 113 / 114
Tel.: (12) 564-1117 • Fax: (12) 564-1118
12570-000 Aparecida, SP
vozes56@uol.com.br

LIVRARIAS PAULINAS
Rua Domingos de Morais, 660 – V. Mariana
Tel.: (11) 5081-9330
Fax: (11) 5549-7825 / 5081-9366
04010-100 São Paulo, SP
livdomingos@paulinas.org.br

Rua XV de Novembro, 71
Tel.: (11) 3106-4418 / 3106-0602
Fax: (11) 3106-3535
01013-001 São Paulo, SP
liv15@paulinas.org.br

LIVRARIAS PAULINAS
Av. Marechal Tito, 981 – São Miguel Paulista
Tel.: (11) 6297-5756 • Fax: (11) 6956-0162
08010-090 São Paulo, SP
livsmiguel@paulinas.org.br

PORTUGAL

MULTINOVA UNIÃO LIV. CULT.
Av. Santa Joana Princesa, 12 E
Tel.: 00xx351 21 842-1820 / 848-3436
1700-357 Lisboa, Portugal

DISTRIB. DE LIVROS VAMOS LER LTDA.
Rua 4 de infantaria, 18-18A
Tel.: 00xx351 21 388-8371 / 60-6996
1350-006 Lisboa, Portugal

EDITORA VOZES
Av. 5 de outubro, 23
Tel.: 00xx351 21 355-1127
Fax: 00xx351 21 355-1128
1050-047 Lisboa, Portugal
vozes@mail.telepac.pt

Este livro foi composto nas famílias tipográficas
Agaramond, Galahad, weiss
e impresso em papel *Offset 75gm²*

Edições Loyola
Editoração, Impressão e Acabamento
Rua 1822, n. 347 • Ipiranga
04216-000 SÃO PAULO, SP
Tel.: (011) 6914-1922